妇幼卫生政策研究
理论、方法与实践

主编 王 芳 宋 莉

科学出版社

北 京

内 容 简 介

本书全面展示了我国妇幼卫生政策发展概况，并运用文献计量学的方法对我国妇幼卫生政策和相关研究进展进行了分析。在此基础上，本书以政策程序为脉络，重点介绍了妇幼卫生政策制定、执行、评价和环境分析等不同环节的主要理论、方法和程序，并结合妇幼卫生政策研究实践案例予以阐述。

本书可供妇幼卫生政策与管理相关领域的实践者、研究者和在校生，以及各级各类妇幼卫生服务人员参考。

图书在版编目 (CIP) 数据

妇幼卫生政策研究：理论、方法与实践 / 王芳，宋莉主编 . —北京：科学出版社，2021.8

ISBN 978-7-03-069114-9

Ⅰ . ①妇… Ⅱ . ①王… ②宋… Ⅲ . ①妇幼卫生 - 政策 - 研究

Ⅳ . ① R17

中国版本图书馆 CIP 数据核字 (2021) 第 108948 号

责任编辑：康丽涛 / 责任校对：张小霞
责任印制：肖 兴 / 封面设计：吴朝洪

科 学 出 版 社 出版

北京东黄城根北街 16 号
邮政编码：100717
http://www.sciencep.com

北京九天鸿程印刷有限责任公司 印刷
科学出版社发行 各地新华书店经销
*

2021 年 8 月第 一 版 开本：720×1000 1/16
2021 年 8 月第一次印刷 印张：10 1/2
字数：210 000
定价：80.00 元
（如有印装质量问题，我社负责调换）

《妇幼卫生政策研究：理论、方法与实践》
编委会

主　编　王　芳　宋　莉

副主编　刘晓曦　裘　洁　许宗余

编　者　（按姓氏笔画排序）

丁　雪　中国医学科学院医学信息研究所

王　芳　中国医学科学院医学信息研究所

王　亮　国家卫生健康委员会妇幼健康司

冯羿凯　中国医学科学院医学信息研究所

刘晓曦　中国医学科学院医学信息研究所

许宗余　国家卫生健康委员会妇幼健康司

宋　莉　国家卫生健康委员会妇幼健康司

陈永超　中国医学科学院医学信息研究所

陈俊佳　中国医学科学院医学信息研究所

赵　君　中国医学科学院医学信息研究所

宸运杰　中国医学科学院医学信息研究所

裘　洁　国家卫生健康委员会妇幼健康司

戴　月　国家卫生健康委员会妇幼健康司

主编简介

王芳，中国医学科学院／北京协和医学院医学信息研究所卫生体系与政策研究中心主任，研究员，硕士生导师，中国卫生经济学会基层卫生经济专业委员会常务委员，国务院妇女儿童工作委员会办公室儿童工作智库专家，国家卫生健康委员会县域医共体专家技术指导组成员，国家卫生健康委员会基层卫生标准委员会委员，国家卫生健康委员会老年健康标准委员会委员等，《中国卫生政策研究》《中国社会医学杂志》编委。

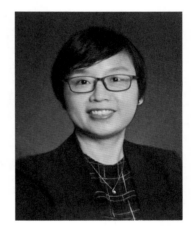

多年来致力于妇幼健康、基层卫生、医养结合等领域服务体系与相关政策研究，主持国家社会科学基金、世界卫生组织、联合国儿童基金会、国务院妇女儿童工作委员会、国家卫生健康委员会等国家级、省部级及院校级资助项目100余项。主编、参编著作和教材9部，以第一作者及通信作者发表论文100余篇。2013年、2017年两度获得全国维护妇女儿童权益先进个人荣誉称号，2014年获得北京协和医学院优秀教师称号。

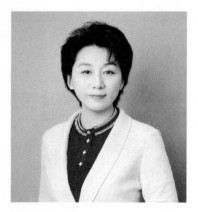

　　宋莉，国家卫生健康委员会妇幼健康司司长，卫生政策与管理学博士，妇产科学临床医学硕士，从事妇幼健康事业管理工作近20年。长期以来参与组织制定了一系列妇幼卫生相关法律法规及配套文件，组织开展了助产技术、产前诊断、人类辅助生殖技术等母婴保健相关政策文件的制定、修订及监督管理工作。组织实施了若干深化医改妇幼卫生重大项目和若干国际合作项目，如母婴安全保障项目，农村妇女宫颈癌、乳腺癌检查项目，农村孕产妇住院分娩补助项目，增补叶酸预防神经管缺陷项目，预防艾滋病、梅毒、乙肝母婴传播项目，青少年健康与发展项目等。致力于推动妇幼健康服务体系建设，组织开展妇幼健康服务机构功能定位、科室设置、专科建设、人员编制、运行机制、补偿政策等研究。近些年结合完善生育政策和深化医改的要求，针对新时期妇幼健康服务资源配置和服务能力提升组织开展了系列研究和政策文件的制定工作。同时，积极推动落实人类卫生健康共同体、"一带一路"倡议，推动中非合作"妇幼心连心工程"，致力于推进和深化妇幼健康领域国际交流与合作。

前　言

　　健康是人类永恒的追求。党的十八大以来，以习近平同志为核心的党中央以国家长远发展为基点，以中华民族伟大复兴为目标，把人民健康放在优先发展的战略地位，作出了实施健康中国战略的重大决策部署。妇幼健康是全民健康的基石，是人类可持续发展的前提和基础。2016年10月，中共中央、国务院印发《"健康中国2030"规划纲要》，在13项健康中国建设主要指标中，有3项指标直接与妇幼健康相关，并明确提出了提高妇幼健康水平的主要任务。2019年7月，《国务院关于实施健康中国行动的意见》《健康中国行动（2019—2030年）》发布，专门针对妇幼群体启动实施了妇幼健康促进行动。"十四五"时期，我国将开启全面建设社会主义现代化国家新征程，全面推进健康中国建设，深入实施健康中国行动。作为我国妇幼卫生事业发展的重要依据和保障，妇幼卫生政策也将在健康中国战略的指引下，步入新的发展阶段。在此背景下，我们特编写本书，旨在为新时期妇幼卫生政策的制定与实施提供理论支持和实践参考，为促进妇幼健康、推进健康中国建设贡献一份力量。

　　妇幼卫生政策是政府或权威机构以妇幼健康为根本利益依据，制定并实施的关于妇幼卫生事业发展的战略与策略、目标与指标、对策与措施的总称。由于政策客体的特殊性、重要性，党和政府历来重视妇幼卫生政策的制定与实施，逐步形成了法律、条例、规范、规划纲要、计划、行动、指南等政策体系。其中，妇幼卫生政策研究发挥了重要的支撑作用，通过调研政策问题、跟踪政策执行进展、评价政策执行效果等活动，为妇幼卫生政策制定、实施与修订提供了大量科学依据，提高了妇幼卫生管理与决策的科学性和效率。为推广和规范开展妇幼卫生政策研究，本书将结合公共政策和卫生政策的理论与方法，应用编者团队开展的妇幼卫生政策研究实践案例，系统阐述妇幼卫生政策研究的主要理论、方法和程序，为妇幼卫生政策制定者、研究者和执行者提供参考。

　　本书以政策程序为脉络，系统介绍如何应用公共政策基本理论方法开展妇幼卫生政策研究。全书共六章，内容涉及妇幼卫生政策制定、执行至评价和环境分析等不同环节的理论方法与典型案例。第一章简要介绍了妇幼卫生政策的概念，展示了妇幼卫生政策发展概况，并对改革开放以来妇幼卫生政策进行了计量学分析，最后总结了妇幼卫生政策的特点。第二章介绍了卫生政策研究思路，并从政策研究问题确认、资料采集和资料分析与解读等三个方面总结了常用的卫生政策研究方法，最后应用文献计量学的方法分析了我国妇幼卫生政策研究进展。第三章介绍了政策制定的原则、程序与方法，并以"母婴安全政策"为案例展示了如何制定妇幼卫生政策。第四章重点介绍了妇幼卫生政策执行的影响因素和政策执行研究的常用理论模型，并以"婚检制度研究"为案例展示了妇幼卫生政策执行研究的做法。第五章介绍了妇幼卫生政策评价理论与方法，以"农村孕产妇住院分娩保障效果评价研究"为例介绍如何开展妇幼卫生政策评价研究。第六章梳理了妇幼卫生政策环境的含义、特征和构成要素，并结合案例介绍了如何分析妇幼卫生政策环境。

　　循证决策是当今世界上许多国家政策制定的重要手段和发展趋势，对于防止资源浪费、保障政策效果具有重要意义，而政策研究者与制定者之间的有效沟通则是实现循证决策的重要前提条件。在政策研究的每个阶段，政策研究者与制定者都应进行经常性的交流与沟通。本书编写团队长期从事妇幼卫生政策研究与管理，是妇幼卫生循证决策的践行者。在本书所列举的研究案例中，从政策问题确认到研究设计与实施的每个阶段，妇幼卫生政策研究者均与制定者保持了良好的沟通交流，在强调研究的逻辑性和科学性的同时，确保了研究结果的可操作性和合理性。在本书的撰写过程中，妇幼卫生政策研究者与制定者共同拟定书稿框架、筛选研究案例、撰写修改文本，试图实现理论、方法与实践相结合的目标，在系统介绍公共政策相关理论方法的基础上，对编者团队已有研究成果进行整理加工，形象展示妇幼卫生政策研究过程，力求使本书成为妇幼卫生政策研究的实用工具书，希望能对广大读者、政策研究者、政策制定者和执行者有所裨益，为进一步提升我国妇幼卫生政策研究的科学性、规范性，推动妇幼卫生循证决策尽一份责任。

　　本书所列举的妇幼卫生政策研究案例得到了国家卫生健康委员会妇幼健康司、联合国儿童基金会、世界卫生组织、中国疾病预防控制中心妇幼保健中心等机构和组织的支持与资助。在研究过程中，很多机构协助落实调研工作安排、参与资料采集，很多专家在研究设计、关键问题解决等方面提出了宝贵的意见和建议，为顺利开展研究、保证研究质量贡献了力量。在此，我们对所有参与和支持研究的机构与专家表示感谢！对科学出版社的支持和帮助表示感谢！

　　由于团队关注的研究主题有限，本书仍有某些不足和遗憾之处，恳请学界同仁和广大读者不吝指正。

编　者

2021 年 1 月 12 日

目　　录

第一章
妇幼卫生政策概述

第一节　妇幼卫生政策的概念及要素

一、妇幼卫生政策的概念

　　政策是一个较为宽泛的概念，它的定义有很多，《辞海》中关于"政策"一词的解释为：国家、政党为实现一定历史时期的路线和任务而规定的行动准则。国外的政策学家对于"政策"有着丰富的诠释，有学者认为政策是指居于权威地位的组织或个人在特定问题上所采取的立场，学者 Hogwood 认为政策是一种含有目标、价值与策略的大型计划。我国政策学界主流的观点认为政策是国家政权机关、政党组织和其他社会政治集团为了实现自己所代表的阶级、阶层的利益与意志，以权威形式标准化地规定，在一定的历史时期内应该达到的奋斗目标、遵循的行动原则、完成的明确任务、实行的工作方式、采取的一般步骤和具体措施。具体来说，政策可以表现为一项声明、一次决策、一份文件或一个行动纲领等。

　　公共政策是与政策相互关联却有所区别的概念。国外学者 Thomas 认为，公共政策就是政府政策，即政府选择采取的或者不采取的计划或行动。中国台湾学者伍启元认为公共政策是政府所采取的对公私行动的指引，这种指引是将来取向的、是目标取向的、是与价值有密切关联而受社会价值影响的、是由政府或决策者所采取或选择的、是具有拘束性而为大多数人所接受的。另有学者认为公共政策是社会公共权威在特定的情境中，为达到一定目标而制定的行动方案或行动准则；其作用是规范和指导有关机构、团体或个人的行动，其表现形式包括法律法规、行政规定或命令、国家领导人口头或书面的指示、政府大型规划、具体行动计划及相关策略。不难看出，公共政策的涵盖范围较政策而言更窄，其主体为公共权力机关，其目的在于解决公共问题、达成公共目标，最终实现公共利益。

卫生政策是公共政策领域的一个重要分支，是专注于卫生领域的公共政策。就终极目标而言，制定卫生政策是为了切实保障和维护公众健康，促进健康公平。所以卫生政策可以理解为卫生相关公共权力机关为保障公众健康、实现特定卫生目标而制定的行动方案或计划准则。同一般的公共政策一样，卫生政策具有在卫生领域规制行为、引导发展、分配资源与协调利益等功能。卫生领域涉及的问题众多、卫生系统内部和外部的各种因素都能对其产生一定影响，使得科学卫生政策的制定成为世界各国普遍面临的挑战。

卫生政策的概念经常被使用，但目前没有公认的定义。美国学者 Rodgers 认为，"卫生政策可被视为公共政策或社会政策的一个类型"，它对人们的健康产生直接或间接的影响。而世界卫生组织认为，卫生政策是各种机构（尤其是政府）针对健康需求、可用的资源等发表的正式声明或制定的程序，用以规定行动的轻重缓急和行动参数。广义的卫生政策，不仅是指将卫生保健、医疗上的问题作为直接对象的政策，还包含多种与健康有关的社会、经济与环境政策等。卫生政策与医疗服务提供、健康促进、疾病预防、劳动卫生、环境保护、医学科学研究等各种社会活动密切相关。在国际上卫生政策涉及的范围比较广，政策关注的领域也比较宽。其主要涉及的范围可概括为五大领域，即健康服务政策、药物和人力资源系统政策、全民健康保险和全民医疗保健政策、公共健康政策及其他所有体现健康的政策等。

妇幼卫生政策属于卫生政策的范畴，是指政府或权威机构以妇幼群体的健康为根本利益依据制定并实施的关于妇幼健康事业发展的战略与策略、目标与指标、对策与措施的总称。妇幼卫生政策以提高妇幼群体的健康水平为主要目的，对社会卫生资源进行筹集、配置、利用和评价，并通过政府颁布的法令、条例、规定、计划、方案、措施和项目等形式加以确定。

二、妇幼卫生政策的要素

妇幼卫生政策的要素主要包括妇幼卫生政策主体、妇幼卫生政策客体、妇幼卫生政策内容、妇幼卫生政策形式及妇幼卫生政策价值等内容。

（1）妇幼卫生政策主体：是指参与或影响妇幼卫生政策制定执行过程的人或者组织，主要解决谁来制定、实施、监督和评估妇幼卫生政策的问题，在妇幼卫生政策运行过程中起主导作用。根据妇幼卫生政策主体的组成，可将其划分为个体主体、集团主体和社会主体。根据妇幼卫生政策主体在妇幼卫生政策活动中的职能则可划分为制定主体、执行主体、评估主体及监督主体等。

（2）妇幼卫生政策客体：主要包括人和事两种类型。妇幼卫生政策客体中的人是指妇幼卫生政策的目标群体，即受到妇幼卫生政策规范和制约的社会成员。

妇幼卫生政策客体中的事是指社会问题，是一种客观的存在和被人们感知、察觉到的状况，这种状况是由价值、规范和利益冲突引发，并需要加以解决的。

（3）妇幼卫生政策内容：是指妇幼卫生政策的内部系统，包括妇幼卫生政策目标，妇幼卫生政策原则，妇幼卫生政策的使用范围，妇幼卫生政策措施、手段和办法、激励与控制，妇幼卫生政策评价等。妇幼卫生政策内容是执行实施妇幼卫生政策的依据，应当具有明确性、综合性和具体性的特点。

（4）妇幼卫生政策形式：是指妇幼卫生政策内部各种要素的总和，以及不同表现方式的总和，是妇幼卫生政策存在和发展的外部表现方式。常见的妇幼卫生政策表现形式包括法律、法规、规章、规划、条例、规定、计划、方案、决定、意见、措施、项目等。

（5）妇幼卫生政策价值：是指妇幼卫生政策的效果。妇幼卫生政策的价值分为正价值、零价值和负价值。其中，妇幼卫生政策的正价值表现为符合妇幼卫生政策主体愿望和要求的良性效益。妇幼卫生政策的负价值是妇幼卫生政策运行过程中带来的消极价值或意料不到的价值，表现为妇幼卫生政策的负效益。妇幼卫生政策的零价值是指在妇幼卫生政策实施后，没有任何功能和效益。妇幼卫生政策的价值还可以划分为自身价值和创造价值。自身价值是妇幼卫生政策本身的可行性、可靠性和有用性的内在价值或潜在价值，创造价值是妇幼卫生政策运行过程中或者这个过程结束之后所带来的外在价值或再生价值，任何政策都是内在价值和外在价值的统一。妇幼卫生政策价值是妇幼卫生政策基本要素的核心，追求较高的正价值是妇幼卫生政策制定者、研究者的共同目标。

三、妇幼卫生政策研究的意义

妇幼卫生政策研究有助于提高妇女儿童健康水平。卫生政策的导向与人群健康改善有着密切的关系。随着社会经济的发展，影响妇女儿童健康的问题不断改变，通过开展妇幼卫生政策研究，预测和明确不同发展阶段妇幼卫生领域存在的问题以及需要优先解决的焦点问题和政策短板，可以为不同时期妇幼卫生工作内容和重点的确定以及妇幼卫生政策的调整和完善提供依据。针对焦点问题进一步开展专题政策研究，如研究现状分析、国际经验研究、政策工具与方案研制等，可以为解决影响妇女儿童健康的问题提供理论支持和实践指导，促进妇女儿童健康的改善。

妇幼卫生政策研究有助于提高妇幼卫生行政管理与决策水平。高质量的政策制定需要理论、研究、实践相互支撑，需要有系统的理论、规范的程序和严谨的方法。妇幼卫生政策制定者为妇幼卫生行政部门，对妇幼卫生领域的问题具有深刻的认识，但在政策制定中有时存在凭经验直觉的现象，缺少科学的理论和方法。妇幼卫生政策研究者可通过信息咨询、政策论证和决策咨询等方式与政策制定者互动，将政策制定者丰富的实践经验、独特的行政管理视角与政策研究的理论、技术和程序很好地结合，各取所长，优势互补，可以提高妇幼卫生行政管理与决策的科学性和效率。

妇幼卫生政策研究有助于保障妇幼卫生政策的运行质量和效益。政策实施的动态过程存在许多不确定的因素，对政策进行监控和评估是一个必不可少的过程。通过开展妇幼卫生政策执行的动力阻力和应对策略研究，研制并应用政策监控、评价标准，对妇幼卫生政策的效果、效率和效益进行监控评价，有助于检验妇幼卫生政策绩效，厘清政策责任归属，优化政策资源配置，确保政策目标的实现，也为决定政策的未来去向（调整、修正、延续或终止政策）提供了重要依据。

妇幼卫生政策研究有助于促进卫生政策研究学科发展。政策研究是一个应用性强、以行动为取向的学科，具有很强的实践性，其生命力和价值就在于坚定面向政策实践，以现实社会问题或政策问题的分析和解决为宗旨。我国的卫生政策学科起步较晚，研究基础相对薄弱，如何运用科学的理论方法为政策实践提供明确的逻辑思路与方法是我国卫生政策学发展面临的挑战之一。妇幼卫生政策研究为卫生政策研究提供了丰富的实践案例，也是对政策研究理论方法在卫生政策研究领域的检验与拓展。妇幼卫生政策研究者通过参与妇幼卫生政策制定、执行、评价等过程的研究，为妇幼卫生行政部门提供有力的决策支持，有利于卫生政策学科的认可和推广，进一步促进卫生政策学科的发展。

第二节 妇幼卫生政策发展概况

（一）新中国成立初期至20世纪70年代：保护儿童生存和妇女劳动力，建设妇幼卫生体系

新中国成立伊始，妇幼卫生工作刚刚起步，妇幼卫生状况差，孕产妇和儿童死亡率居高不下，新生儿破伤风和妇女生殖道感染高发。针对上述问题，我国先后出台了一系列推广新法接生、儿童保健、妇女病普查普治、女工保健和劳动保护，以及计划生育等方面的政策。1949 年成立的中央人民政府卫生部下设的妇幼卫生局成为全国妇幼卫生工作标准和政策的制定机构。1950 年我国政府印发《关于发动秋季种痘运动的指示》《种痘暂行办法》，并于 1953 年制定了《1953—1957 年妇幼卫生第一个五年计划草案》。由此开始，我国发动了一切医药卫生力量共同防治儿童期常见传染病，并很快在全国范围内开展了婴幼儿普种痘苗工作。1957 年印发的《关于在农业生产中注意农村妇女儿童劳动保护，加强妇幼卫生知识宣传，对农村托儿组织进行保健指导的通知》、1962 年印发的《关于加强孕产妇保护，积极开展新法接生工作的意见》、1964 年印发的《关于加强新法接生工作，消灭新生儿破伤风，降低产妇染病率的通知》与1978 年印发的《关

于加强子宫脱垂、尿瘘防治工作的通知》等保护儿童生存、保护妇女劳动力的妇幼卫生政策，涉及推广新法接生、儿童保健、妇女病普查普治、女工保健和劳动保护及计划生育等方面，为我国妇幼卫生事业的发展奠定了坚实的基础。在加强妇幼卫生体系建设方面，卫生部1955年颁发妇幼保健院、产院、妇女保健所、儿童保健所、妇幼保健所、妇幼保健站、妇幼卫生工作队等七个妇幼卫生专业机构组织试行简则，对妇幼卫生机构的主要任务、人员、编制等作出规定，使妇幼卫生专业机构的发展有章可循。截至1958年，全国已有妇幼保健院230个，县区及工矿企业共设保健所、保健站4599个，部分地区甚至已基本形成妇幼保健网。在上述政策的推动下，我国新生儿访视已经开始并逐步完善，在提高母乳喂养率、促进产后康复、保证婴儿健康成长等方面突显成效；在全国范围内开展的妇女病普查普治中，子宫脱垂和尿瘘、宫颈癌、月经病、滴虫性阴道炎等发病率呈明显下降趋势。

（二）改革开放至20世纪80年代末：明确妇幼卫生发展方向，逐步规范体系建设和妇幼保健服务开展

1976年后，妇幼卫生事业开始恢复发展，逐步推行机构和服务系统管理工作。1980年卫生部制定颁布了《妇幼卫生工作条例（试行草案）》，全国各地妇幼卫生工作及保健机构建设逐渐恢复，专业队伍建设也逐渐加强，业务内容逐步扩大。1982年制定出台的《县妇幼卫生机构的建设与管理方案》对妇幼卫生机构的职责范围、业务技术要求、服务方向、工作方法、组织机构、人员编制、房屋建设及各种规章制度都做了具体规定。随着新法接生的普及，城市农村逐步开展围产保健，推行孕产妇系统管理；儿童保健从一般的定期体检发展到婴幼儿系统保健管理、托幼机构管理、小儿"四病"防治；计划生育工作也由单纯的提倡节制生育发展到推行优生优育。1985年，卫生部制定《全国城乡孕产期保健质量标准和要求》并逐步推行孕产妇系统管理，全国2/3的城市开展了孕产期保健，与此同时农村孕产期保健试点也逐渐扩大。1986年《妇幼卫生工作条例》颁布，明确了妇幼卫生坚持以保健为中心、以基层为重点、保健与临床相结合的方针，强调妇幼卫生专业机构建设的妇幼卫生方针。随后，卫生部相继颁布《城乡儿童保健工作要求》《全国城市围产保健管理办法（试行草案）》和《农村孕产妇系统保健管理办法（试行）》等妇幼卫生政策文件，加强儿童保健、围产保健系统管理工作，对建设妇幼卫生专业机构和规范妇幼保健服务起到重要作用。此外，我国开始积极加强妇幼卫生信息收集、上报（如建立妇幼卫生年报信息系统、开展全国出生缺陷监测、孕产妇和儿童死亡监测等），加强妇幼卫生专业人才的培养（如建立妇幼卫生系，开设妇幼卫生专业本科教育，创办妇幼卫生大专班，部分地区加强中专和在职教育，利用国际合作项目开展大规模岗位培训和社会实践），加强与国际组织合作并开展保健工作（开展建立妇幼保健工作示范县

等国家合作项目，设立婚前保健门诊）等，为我国妇幼卫生事业的良性发展奠定了基础。

（三）20 世纪 90 年代：出台"一法两纲"，妇幼卫生工作进入法制管理新阶段

20 世纪 90 年代后，我国妇幼卫生事业快速发展。1990 年颁发的《卫生部关于推行妇幼保健保偿责任制的意见》开始在全国推广实施妇幼卫生保健保偿责任制，将妇幼保健保偿金取之于民、用之于民。1992 年，中华人民共和国国务院相继制定并下发了《九十年代中国儿童发展规划纲要》和《中国妇女发展纲要（1995—2000 年）》，提出了在 1991—2000 年十年间将婴儿和 5 岁以下儿童死亡率分别降低 1/3，孕产妇死亡率减少一半的要求，使我国儿童的生存、保护和发展取得了历史性的进步，妇女在政治、经济、文化、社会和家庭各领域的权利得到进一步实现。1994 年颁布的《中华人民共和国母婴保健法》（以下简称《母婴保健法》）明确了妇幼卫生工作方针，妇幼卫生工作首次与法律结合，标志着我国的妇幼卫生工作进入法制化、规范化的道路。上述政策的出台及一系列配套法规的发布，标志着我国妇幼卫生工作进入法制管理新阶段，促进了妇幼卫生工作的开展。1995 年，为顺利推动和落实《母婴保健法》而出台的《关于配合做好计划生育母婴保健工作的通知》，就互相配合、共同做好计划生育、母婴保健工作提出了要求。此后，为全面实现《九十年代中国儿童发展规划纲要》和《中国妇女发展纲要（1995—2000 年）》中规定的妇女、儿童卫生保健目标，1996 年卫生部组织制定了《中国妇幼卫生事业发展"九五"规划和 2010 年目标纲要》，提出了中长期妇幼卫生事业发展目标、指导方针、主要任务和策略措施。在此阶段，妇幼卫生管理逐步法制化、规范化，妇幼保健服务体系逐步建立，服务内容从简单的妇女儿童常见疾病防治过渡到普及孕产妇和儿童系统保健服务。

（四）21 世纪初期：进一步规范母婴保健工作内容，更加注重妇幼卫生新问题的解决

2001 年《中华人民共和国母婴保健法实施办法》（以下简称《实施办法》）颁布，进一步明确了母婴保健技术服务的内容、母婴保健的公民权利和国家责任、母婴保健工作方针、母婴保健工作的主管部门及其职责以及相关各部门在母婴保健工作中的职责。《实施办法》是《母婴保健法》内涵的延伸和具体操作的依据，能够使其更好地贯彻实施。为了进一步提高妇女儿童的整体素质，进而提高全民族素质，国务院颁布了《中国儿童发展纲要（2001—2010 年）》和《中国妇女发展纲要（2001—2010 年）》，提出了 2001—2010 年我国妇女儿童发展的目标、任务以及有关策略措施等。随后，《婚前保健工作规范》、《孕前保健服

务工作规范（试行）》、《产前诊断技术管理办法》等文件相继出台，进一步规范了母婴保健工作内容。在妇幼卫生事业发展的过程中，不断有新问题出现，如不孕不育问题。这一时期，我国出台了一系列政策文件以规范人类辅助生殖技术的发展，如《卫生部关于印发人类辅助生殖技术与人类精子库评审、审核和审批管理程序的通知》《卫生部关于加强对人类辅助生殖技术和人类精子库监督管理的通知》《卫生部关于印发人类辅助生殖技术与人类精子库校验实施细则的通知》等。

（五）新医改以来：不断优化整合妇幼卫生资源，逐步提高妇幼卫生服务公平性和可及性

2009 年，《中共中央 国务院关于深化医药卫生体制改革的意见》出台，为解决当时存在的重点难点问题，推动公共卫生服务均等化的进程，我国启动实施了国家基本公共卫生服务项目和妇幼重大公共卫生服务项目，并先后制定了《农村妇女"两癌"检查项目管理方案》《农村孕产妇住院分娩补助项目管理方案》《新生儿疾病筛查管理办法》《全国新生儿疾病筛查工作规划》《全国儿童保健工作规范（试行）》等一系列配套文件，旨在提高妇幼卫生服务可及性，促进妇幼卫生服务均等化。2010 年卫生部、民政部联合印发的《关于开展提高农村儿童重大疾病医疗保障水平试点工作的意见》提出了要进一步提高农村居民医疗保障水平，进一步缓解农村居民重大疾病的经济负担；2014 年《国务院办公厅关于印发国家贫困地区儿童发展规划（2014—2020 年）的通知》指出了要切实保障贫困地区儿童生存和发展权益，实现政府、家庭和社会对贫困地区儿童健康成长的全程关怀和全面保障。上述政策一定程度上向贫困西部地区倾斜，对于实现妇幼卫生服务公平和可及性具有较大的促进意义。当妇幼卫生事业发展到一定阶段后，对相关资源进行整合以解决新问题成为必要。2013 年，卫生、计生两个系统整合融合，成立国家卫生和计划生育委员会，推进妇幼保健和计划生育技术服务资源整合，加强妇幼健康服务体系建设。2016 年，中共中央、国务院正式印发《"健康中国 2030"规划纲要》，作为此后 15 年推进健康中国建设的行动纲领。2019 年，健康中国行动推进委员会印发《健康中国行动（2019—2030 年）》，提出了提高妇幼健康水平的目标和任务，开启了妇幼健康保障的新篇章。

第三节　妇幼卫生政策的计量学分析

在大数据时代的背景下，政府信息公开广度和深度不断延伸，统计学、计量学、数据可视化在社会科学研究领域的应用更加广泛。本节参考政策文献量化研究的方法，通过政策文献元数据提取、分类整理、聚类分析等，对妇幼卫生相关政策的发展演变方向进行分析，以定量定性相结合的研究方式总结归纳改革开放以来我国妇幼卫生相关政策的特点和发展变化规律。

一、资料与方法

（一）数据来源与处理

以"妇幼""妇幼卫生""妇幼健康""妇幼机构""政策""规范""条例""文件""意见"等为关键词，在维普中文科技期刊数据库、中国期刊全文数据库、万方数据库、中国生物医学文献数据库等中文数据库，全国人大、国务院相关部委、中国妇女联合会、中国疾病预防控制中心妇幼保健中心等国家机构网站，以及《中华人民共和国卫生法规汇编》、《中华人民共和国卫生法典》、人民网法律法规库中检索与妇幼卫生相关的政策文件。共检索到 1978—2020 年（截至2020 年 2 月 8 日）妇幼卫生相关政策文件 425 篇。对以上文件进行梳理，梳理内容包括主题词编制、发文机构提取等。

（二）计量学方法

1. 共词分析法　政府执政理念不是一成不变的，会伴随着政治、经济、社会的不断发展而发生转变。为反映我国妇幼卫生政策主题演化情况，本节参考共词分析法（co-word analysis）分析了我国妇幼卫生政策主题词共同出现在同一篇政策文件标题中的现象，判断并描述该领域中政策主题间的关系，揭示我国妇幼卫生政策结构，展现我国妇幼卫生政策理念。

对各阶段妇幼卫生政策进行主题归纳，统计各阶段中一级主题文件数及其占该阶段总文件数的比例，并罗列该阶段与各一级主题词关联的二级主题词，形成各阶段妇幼卫生政策主题词聚类表。

2. 府际关系分析　府际关系（intergovernmental relations，IGR）是指政府之间的关系网络。可通过汇总政策文件的联合行文信息描述政府各部门参与情况，揭示政策领域的政府活动规律。本节通过构建政府部门 - 主题词二模矩阵，统计各阶段政府不同部门参与妇幼卫生政策制定情况，展示一定时期内参与妇幼卫生政策制定工作部门的类型、数量及其关注的内容。

需要说明的是，涉及妇幼卫生政策制定的主体在历史上曾发生过多次更名与合并，因此，为防止部门变动干扰府际关系变动规律的发现，本书统一将历史上的卫生部、国家计生委、国家卫计委、国家卫健委合并视作"国家卫生行政部门"加以研究。

3. 主题词编制方法　本节对妇幼卫生政策文件主题词的编制采用了分级的方

式。首先，在参考《中国妇女发展纲要》和《中国儿童发展纲要》有关妇幼健康具体条目的基础上，结合妇幼卫生政策研究领域资深专家的意见建议，依照妇女儿童全生命周期的顺序将政策归纳为母婴安全、孕产期保健、出生缺陷防治、出生医学证明、儿童疾病防治等 11 个主题（表 1-1），将这些主题视为妇幼卫生政策的"一级主题词"，并对政策文件进行标注。其次，对文件名进行关键信息提取，对提取所得词汇进行合并与删除。这些词汇能够代表政策具体的关注点，将其视为"二级主题词"。以 1978 年卫生部出台的《关于加强子宫脱垂、尿瘘防治工作的通知》为例，其一级主题词为妇女常见病防治，二级主题词则为子宫脱垂、尿瘘。

表 1-1　一级主题词说明

序号	一级主题词	说明
1	母婴安全	旨在降低孕产妇和新生儿死亡率，对孕产妇在分娩前、分娩中和分娩后采取一系列安全措施的政策。具体涉及安全助产、住院分娩、孕产妇疾病救治等工作
2	孕产期保健	针对各级各类医疗保健机构为准备妊娠至产后 42 天的妇女提供全程系列的医疗保健服务的政策。具体涉及产检、孕产妇健康管理等
3	出生缺陷防治	出生缺陷预防与治疗，提升出生人口素质的政策，涉及婚前、孕前、产前的健康诊断与新生儿疾病筛查等工作
4	出生医学证明	涉及出生医学证明相关工作的政策
5	儿童疾病防治	与儿童疾病预防与治疗相关的政策，涉及常见病、传染病、重大疾病的预防与救治
6	儿童保健	为保护儿童身心健康，促进其社会适应能力所制定的政策。这类政策通常关注儿童体质、生长发育、口腔卫生、视力保护、心理健康
7	儿童营养	旨在改善儿童营养，促进儿童健康成长的政策，涉及促进母乳喂养、爱婴医院与母婴设施的建设等
8	计划生育	涉及计划生育技术、机构、人员、资金的政策
9	妇女常见病防治	涉及宫颈癌、乳腺癌、甲状腺癌、常见妇科疾病防治工作的政策
10	辅助生殖	涉及辅助生殖机构、辅助生殖技术、代孕问题的政策
11	妇幼健康服务机构	施政对象为儿童医院、妇产医院、妇幼保健机构、综合医院妇产科和儿科的政策

（三）年份划分标准

由于本节纳入的政策文件数量较多、年代跨度较大，为突出重点，展现妇幼卫生政策部门合作情况、文件数量与政策主题随时间演化的趋势，本研究对年份进行了划分。在我国卫生事业的发展进程中，"两江试点"与《关于深化医药卫生体制改革的意见》的出台具有里程碑的意义。本研究以江苏镇江与江西九江先后开展职工医疗保险制度改革试点的 1994 年与中共中央、国务院向社会公布《关于深化医药卫生体制改革的意见》的 2009 年为节点，将改革开放以来的妇幼卫生政策文件分成三个阶段，即 1978—1993 年、1994—2008 年、2009 年至今，分别进行计量学分析。

二、分析结果

（一）政策文件发布时间序列分析

1999 年之前妇幼卫生相关政策文件数量较少，历年的发布数量在 1—7 篇范围内波动。但自 1999 年开始，历年的发布数量在总体上呈现出波动上升的趋势，并于 2016 年达到了 40 篇的顶峰（图 1-1）。需要说明的是，本次检索完成于 2020 年初，因此 2020 年的政策文件数量未统计完全。

（二）政府部门参与情况分析

对三个历史阶段的妇幼卫生政策行文参与部门情况进行统计，结果见表 1-2。1978—1993 年参与妇幼卫生政策行文的部门数量为 11 个，1994—2008 年为 38 个，2009 年至今为 85 个，随着时间的推移，参与行文的部门数量在不断增加。除主要负责制定妇幼卫生元政策的国务院与全国人大外，在与国家卫生行政部门协作制定妇幼卫生政策的部门中，1978—1993 年参与频次排名前 5 的部门包括国家民委、人事部、全国妇联等，1994—2008 年包括公安部、教育部、财政部等，2009 年至今包括财政部、教育部、国家中医药管理局等。

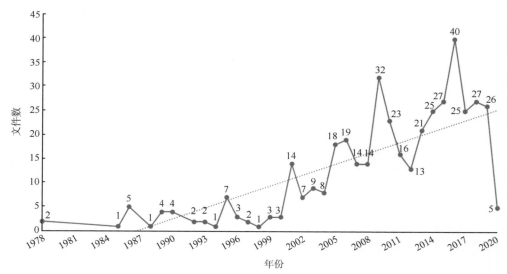

图 1-1　妇幼卫生政策发布时间统计

表 1-2　妇幼卫生政策制定参与部门概况

阶段	部门数量（个）	参与频次前 5 部门	频次	参与主题
1978—1993 年	11	国家民委	2	妇女常见病防治
		人事部	2	妇女常见病防治、妇幼健康服务机构
		全国妇联	2	妇女常见病防治
		劳动部	2	妇幼健康服务机构、妇女常见病防治
		民政部	1	出生缺陷防治
1994—2008 年	38	公安部	4	出生医学证明、计划生育
		教育部	4	儿童疾病防治、计划生育、儿童保健
		财政部	3	计划生育、出生缺陷防治、儿童疾病防治
		劳动和社会保障部	2	计划生育、母婴安全
		民政部	2	计划生育
2009 年至今	85	财政部	15	母婴安全、孕产期保健、计划生育、儿童保健
		教育部	14	儿童疾病防治、儿童保健、儿童营养、妇幼健康服务机构
		国家中医药管理局	9	计划生育、辅助生殖、妇幼健康服务机构、妇女常见病防治、儿童疾病防治
		工业和信息化部	8	儿童营养、儿童疾病防治、辅助生殖
		全国妇联	8	妇女常见病防治、儿童营养、儿童保健

　　如表 1-2 所示，对各阶段妇幼卫生政策制定参与程度较高（每阶段参与频次排名前 5）的部门具体参与的政策主题进行汇总，可展现各阶段不同部门具体参与政策的方向。结合表 1-2 与具体政策文件，分析如下：

　　1978—1993 年，国家民委、人事部、全国妇联、劳动部、民政部等部门均在妇幼卫生政策制定工作中与国家卫生行政部门展开了合作。其中，国家民委参与了少数民族的妇女常见病防治工作，包括少数民族妇女儿童破伤风防治与免疫规划工作；人事部与劳动部主要参与了女职工健康保健、妇幼保健机构人员编制相关标准与规定的编制；全国妇联的工作范围则主要是关于女职工健康保健。

　　1994—2008 年，公安部、教育部、财政部、劳动和社会保障部、民政部均在妇幼卫生政策制定工作中与国家卫生行政部门展开了合作。公安部参与了流动人口计划生育工作、新版出生医学证明管理与高校学生计划生育相关政策的制定；教育部主要参与了校园传染病防治、在校学生体检管理相关政策的制定等；财政部参与了为农村提供避孕节育技术服务、中西部地区儿童先天性疾病与白内障等救治工作、扩大国家免疫规划等相关政策的制定；此外，民政部与劳动和社会保障部均在流动人口计划生育相关政策上有所参与。

　　2009 年至今，财政部、教育部、国家中医药管理局、工业和信息化部等部门均在妇幼卫生政策制定工作中与国家卫生行政部门展开了合作。各主要参与部门参与政策数量较前一阶段明显上升。财政部的参与主题包括推进免费孕前优生检查试点、计划生育扶贫等问题；教育部主要参与了学校、幼儿园手足口病等传染病防治与儿童视力保护等政策的制定；工业和信息化部与国家食品药品监督管理总局（现国家市场监督管理总局）共同参与制定了婴幼儿用品、儿童用药申报与研发、辅助生殖技术等方面的政策；全国妇联参与制定了出生缺陷防治、婚育新风等内容的主题宣传相关政策，以及贫困地区儿童营养改善项目的推进。

（三）妇幼卫生政策内容分析

1. 元政策梳理　　元政策也称总政策，是用于指导和规范政府政策行为的一套理论和方法的总称，是政策体系中统率或具有统摄性的政策，对其他各项政策起指导和规范的作用，是其他各项政策的出发点和基本依据。改革开放以来，我国陆续发布了多个妇幼卫生重要文件（表 1-3），积极发展妇幼卫生事业，明确各阶段妇幼卫生事业总体目标、工作原则，优化妇幼卫生政策环境等。

我国妇幼卫生领域最具代表性的元政策为《母婴保健法》、《中国妇女发展纲要》与《中国儿童发展纲要》。《母婴保健法》是中国第一部保护妇女儿童健康权益的专门法律，对婚前保健、孕产期保健和婴儿保健作出了明确规定，使妇幼卫生工作有法可依；《中国妇女发展纲要》与《中国儿童发展纲要》将包括生殖健康在内的妇女儿童健康工作纳入了国民经济和社会发展的总体规划。此外，为实现人口与经济、社会、资源、环境的协调发展，《中华人民共和国人口与计划生育法》于 2001 年审议通过，成为计划生育工作的重要制度保障。

表 1-3　妇幼卫生元政策概览

发布年份	文件名称
1986 年	《少数民族地区妇幼卫生事业"七五"计划》
1994 年	《中华人民共和国母婴保健法》
1995 年	《中国妇幼卫生事业发展"九五"规划和 2010 年目标纲要》
2001 年	《中华人民共和国人口与计划生育法》《中国妇女发展纲要（2001—2010 年）》《中国儿童发展纲要（2001—2010 年）》
2011 年	《中国妇女发展纲要（2011—2020 年）》《中国儿童发展纲要（2011—2020 年）》
2014 年	《国家贫困地区儿童发展规划（2014—2020 年）》
2016 年	《中华人民共和国人口与计划生育法（2015 年修正）》
2017 年	《中华人民共和国母婴保健法（2017 年修正）》

2. 具体政策主题词聚类分析　　具体政策指针对特定而具体的公共政策问题作出的政策规定。各阶段妇幼卫生具体政策主题词聚类表如表 1-4 所示。表中所罗列二级主题词按照词频排布；为突出重点，对于关联二级主题词较多的，省略词频仅为 1 的二级主题词。

表 1-4　各阶段妇幼卫生具体政策主题词聚类表

阶段	一级主题词	文件数[n(%)]	二级主题词
1978—1993 年	计划生育	6(28.5)	并发症管理、诊断标准、手术质量、性别鉴定、手术费用
	妇幼健康服务机构	6(28.5)	人员管理、妇产科、硬件设施、保偿责任制、办院方向
	妇女常见病防治	4(19.5)	破伤风、子宫脱垂、尿瘘、免疫接种、女职工健康
	出生缺陷防治	2(9.5)	婚检、指导标准
	出生医学证明	1(4.7)	统计工作
1994—2008 年	计划生育	36(29.2)	技术服务规范、研究开发工作、流动人口、统计工作、人员资质、两非*、农村卫生工作、药具管理
	儿童疾病防治	26(21.1)	免疫规划、艾滋病、手足口病、脊髓灰质炎、宣传教育、校园卫生工作、信息管理、母婴传播、脐带血库
	出生缺陷防治	13(10.5)	技术管理、涉侨涉外工作、中西部地区、扶贫扶助工作、产前诊断、婚检、婚前保健、宣传教育
	辅助生殖	11(8.9)	人类精子库、辅助生殖技术、机构管理、技术管理
	妇幼健康服务机构	5(4.0)	评审规范、机构管理、信息管理、查处工作
	儿童营养	5(4.0)	劣质奶粉、母乳喂养、食品安全、宣传教育
	出生医学证明	5(4.0)	住院分娩、统一规范
	母婴安全	4(3.2)	新生儿破伤风、孕产妇死亡率、生育保障、女职工生育待遇
	儿童保健	2(1.6)	青少年体质、体检
	孕产期保健	2(1.6)	基层卫生工作、信息管理、工作规范
2009 年至今	儿童疾病防治	52(18.5)	重大疾病、传染性疾病、免疫规划、儿童用药、医疗保障、校园卫生工作、研究开发工作、脊髓灰质炎、救治工作、诊疗规范、试点工作、专家委员会、农村卫生工作、宣传教育、母婴传播、脐带血库
	计划生育	51(18.2)	特殊困难家庭、药具管理、两非、宣传教育、管理规范、全面两孩、基层卫生工作、打击防控、并发症管理
	儿童保健	28(10.0)	儿童视力、卫生行业标准、托育机构、技术服务规范、诊治指南、婴幼儿照护、宣传教育、儿童心理健康
	妇幼健康服务机构	27(9.6)	儿科、医疗服务工作、建设标准、优质服务示范、规划设置、评审规范、服务能力建设、机构建设、人员管理
	出生缺陷防治	20(7.1)	宣传教育、新生儿疾病筛查、项目管理、产前筛查、扶贫扶助工作、神经管缺陷、产前诊断
	儿童营养	18(6.4)	干预项目、扶贫扶助工作、母乳代用品、爱婴医院、儿童食品、婴幼儿奶粉
	母婴安全	12(4.2)	农村卫生工作、工作规范、住院分娩
	孕产期保健	11(3.9)	孕检、试点工作、宣传教育
	出生医学证明	10(3.5)	港澳居民、违法事件、信息管理
	妇女常见病防治	8(2.8)	宫颈癌、基层卫生工作、乳腺癌、项目管理

* 两非是指非法鉴定胎儿性别和非法选择性别流引产。

结合具体政策文件，对各阶段政策计量结果表述如下：

1978—1993 年，我国妇幼卫生工作处于萌芽阶段，政策文件数量较少、内容较为单一。这一阶段的妇幼卫生政策聚焦于计划生育、妇幼健康服务机构、妇女常见病防治三大主题。具体来说，这一时期的政策较为关注"少数民族及边远地区妇女儿童的免疫接种""农村妇幼医疗机构能力建设""节育手术质量及并发症处理""妇保机构人员职责""子宫脱垂与尿瘘等疾病防治"等。

1994—2008 年，我国妇幼卫生工作进入探索发展期，政策文件数量增长迅速，主题逐渐多元。该阶段妇幼卫生政策热点主题包括①计划生育：计划生育技术服务规范的制定、计划生育技术的研究开发工作、流动人口计划生育问题等；②儿童疾病防治：儿童免疫规划工作的开展、艾滋病与手足口病等传染性疾病的防治、儿童疾病相关宣传教育工作等；③出生缺陷防治：出生缺陷防治技术管理、贫困地区出生缺陷防治工作的开展等；④辅助生殖：人类精子库与辅助生殖技术的规范管理等。

2009 年至今，我国妇幼卫生政策文件数量继续增长，各主题具体内容不断细化。妇幼卫生政策热点主题包括①儿童疾病防治：儿童重大疾病防治、传染性疾病防治、儿童用药的研究开发与供应保障、儿童医疗保障工作等；②计划生育：特殊困难家庭的计划生育问题、计划生育药具发放与管理、两非问题的打击防范工作、计划生育宣传教育等；③儿童保健：儿童视力防护、相关卫生行业标准的订立、托育机构建设标准、儿童心理健康等；④妇幼健康服务机构：儿科建设问题等。

第四节　妇幼卫生政策的特点

通过以上对于我国妇幼卫生政策概况的总结与计量可视化分析，归纳总结我国妇幼卫生相关政策的特点如下。

（一）我国妇幼卫生政策文件数量增长明显，多部门参与推动，使妇幼卫生政策内容不断深入细化

通过妇幼卫生政策发布时间序列分析可知，我国妇幼卫生相关政策的发文数量自 1999 年开始呈现波动上升的趋势，进入探索发展期。2000 年以来，虽然发生过若干年份发文数量明显减少的情况，但整体上升趋势并未中断。新医改实施后，妇幼卫生政策发文数量有了较大幅度的增长，并于 2016 年年发文量达到了 40 篇。发文密度与频率体现着政府对该领域的关切程度，妇幼卫生领域越来越受到政府的重视。

近年来，社会各界对妇幼卫生领域的重视程度在不断提升，通过对不同阶段

妇幼卫生政策联合行文情况的统计可以发现，越来越多的政府部门成为了妇幼卫生政策制定的参与者，体现了将健康融入所有政策的卫生健康工作方针。同时，对不同阶段各部门参与妇幼卫生政策制定的频次分别进行统计，可发现各主要部门参与发文频次有较高幅度的增长，参与主题更为多元，推动了妇幼卫生相关政策内容不断深入、细化与落实，也说明了全社会对于妇幼卫生事业的参与广度与深度在不断加强。

（二）注重顶层设计，妇幼卫生政策体系不断完善

从纵向结构来看，妇幼卫生政策体系从高层到低层分为若干等级，高层级政策是低层级政策的依据，而低层级政策是高层级政策的具体化。我国妇幼卫生政策十分注重顶层设计，体现了妇幼健康政策的战略性和规划性。1994年颁布的《母婴保健法》与1992年颁布的《九十年代中国儿童发展规划纲要》、1995年颁布的《中国妇女发展纲要（1995—2000年）》（简称"一法两纲"）成为我国妇幼卫生政策的高层级政策。此后围绕"一法两纲"，相继出台了一系列妇幼卫生领域具体化的政策措施，保障了妇幼卫生工作的顺利开展。从横向结构看，妇幼卫生政策体系内部分为不同类别的子系统，各子系统间相互补充、配合、协调，使政策体系得以保持自身的有机整体性。政府在制定相关政策的过程中，秉承妇幼健康工作方针的理念并将健康融入相关的所有政策，我国卫生部门独立或联合总工会、妇联、民政、财政、教育等部门制定了一系列实施有效的法律、规章、条例、方案、意见、项目等政策，分病种、分层次、分阶段对妇幼相关医疗和保健服务进行规范和管理。经过几十年的发展，我国不断强化妇幼健康制度化、规范化建设和管理，妇幼卫生政策体系得以不断完善，为提高妇幼健康医疗保健服务能力和水平，为妇女儿童提供适宜、方便、经济、有效的服务，促进妇女儿童健康提供了坚实的政策保障。

（三）妇幼卫生政策主题不断演进，始终坚持以健康需求为导向

政策主题词聚类的变迁能够反映政府关注重点的转变，对各阶段妇幼卫生相关政策聚类情况进行分析可以发现，不同时期妇幼卫生政策热点主题不一，但始终以不同时代的妇幼健康需求为导向。

（1）1978—1993年，我国妇幼卫生工作逐渐复苏。政府工作重心在于通过妇女常见病防治、农村妇幼卫生装备设置与能力建设等手段降低孕产妇和婴儿死亡率。

（2）1994—2008年，政府开始重视妇幼卫生政策的顶层设计，随着"一法两纲"的颁布，我国妇幼卫生工作进入快速发展阶段。这一时期，政府开展了计划生育相关政策制定工作，并围绕儿童疾病防治、出生缺陷防控、妇幼健康服务机构建设、妇幼保健服务规范等主题出台了一系列政策文件；1996年10月，我国

首例卵质内单精子注射（ICSI）试管婴儿诞生，此后我国辅助生殖相关技术进展迅猛，辅助生殖技术与机构管理逐渐成为政策热点。

（3）2009 年至今，随着疾病谱与死因谱的转变，"两纲"对于妇女儿童健康订立的目标更为多元，对生理健康的有关要求更加细化且对心理健康有了新的关注。更多元的要求催生了更为多元的妇幼卫生政策主题。这一时期的妇幼卫生政策更加聚焦于特定的群体，如流动人口、计划生育特殊困难家庭、农村孕产妇与留守儿童，以点破面改善整体妇幼健康水平。针对儿童健康问题，政府对重大疾病的救治更为关注；对儿童保健方面的要求也由之前单纯的体质增强、体检工作拓展到学生视力保护与心理建设等方面；此外，对妇女常见病的关注点已由20 世纪的破伤风、子宫脱垂、尿瘘转变为宫颈癌与乳腺癌，体现了疾病谱转变给妇幼卫生政策制定带来的影响。

（四）加强循证决策和政策效果评价研究，推动妇幼卫生政策高质量发展

我国政府响应世界卫生组织的倡导，将循证卫生决策作为一种崭新的、科学的决策方法促进妇幼卫生政策研究的开展和成功经验的广泛传播，使妇幼卫生政策的制定更加科学化。在妇幼健康领域，卫生部门在制定相关政策措施前，一般会委托较为中立的第三方进行妇幼卫生政策研究，为政策制定提供高质量的研究证据支持。这些研究既包括妇幼健康问题的严重程度、健康需求的迫切程度、健康公平性等，也包括结合当前我国经济社会发展、资源分布和技术水平而提出的解决上述问题的路径和方法。这在一定程度上保障了我国妇幼卫生领域出台的相关的政策的科学性和合理性，提高了妇幼卫生政策的质量。同时，我国政府还十分重视政策实施后的评价工作。通过政策评价，一方面可以检验政策实施的效果；另一方面可以分析政策存在的问题或副作用产生的原因并为确定政策继续推行或终结提供客观的科学依据。如国家卫生健康委员会妇幼健康司委托开展的孕产妇住院分娩保障效果评价、我国婚检政策执行效果评价等，都是对已出台政策的效果评价，可为后续相关政策的出台提供理论和实践依据，从而提高妇幼卫生政策质量。

（五）以项目为抓手推动妇幼卫生目标的实现，促进妇幼卫生政策不断完善

根据妇女儿童健康状况，实施有针对性的、全生命周期照护的健康改善项目也是我国妇幼卫生事业的重要特点之一。为提高农村孕产妇住院分娩率，降低孕产妇和新生儿死亡率，减少艾滋病、梅毒和乙肝（简称艾梅乙）母婴传播，预防新生儿神经管缺陷等，我国先后出台了一系列相关政策，开展"农村孕产妇住院分娩补助项目""降低孕产妇死亡率、消除新生儿破伤风项目""预防艾梅乙母

婴传播项目""免费叶酸补服项目""两癌筛查项目""贫困地区新生儿疾病筛查补助试点项目""地中海贫血防控试点项目""贫困地区儿童营养改善项目"等一批重大公共卫生项目。《中国卫生健康统计年鉴2020》显示，2019年我国农村孕产妇住院分娩率已接近100%，全国孕产妇死亡率下降至17.8/10万。根据《中国妇幼健康事业发展报告（2019）》，我国孕产妇艾滋病、梅毒和乙肝的检测率稳定在99%以上，艾滋病母婴传播率从干预前的34.8%降至2018年的4.5%，先天梅毒报告病例数下降幅度超过70%，乙肝感染孕产妇所生儿童的乙肝免疫球蛋白注射率达到99.7%，有效避免和减少了儿童新发感染；与2007年相比，2017年出生缺陷导致5岁以下儿童死亡率由3.5‰降至1.6‰，对全国5岁以下儿童死亡率下降的贡献超过17%，对提高出生人口素质和儿童健康水平发挥了重要作用；地中海贫血防治成效明显，广东、广西胎儿水肿综合征（重型α地中海贫血）发生率由2006年的21.7/万和44.6/万分别下降至2017年的1.93/万和3.15/万，降幅分别达91%和93%。这都反映了我国妇幼卫生政策以项目为抓手，积极推动政策目标落地的特点。2019年国家出台的《新划入基本公共卫生服务相关工作规范（2019年版）》，将农村妇女"两癌"检查项目、贫困地区儿童营养改善项目、贫困地区新生儿疾病筛查项目、增补叶酸预防神经管缺陷项目、国家免费孕前优生健康检查项目、地中海贫血防控项目等纳入基本公共卫生服务项目管理，进一步促使项目工作转向常态化和制度化。

第二章
妇幼卫生政策研究方法

第一节 卫生政策研究思路

政策研究是对政策的本质、特点、作用，以及政策产生、发展、制定和实施规律的分析。政策研究的目的在于揭示政策制定和实施过程中固有的规律，提高政策的准确性和效益，避免政策失误。卫生政策作为公共政策领域的一个分支，其研究思路大体与一般的政策研究一致，即遵循着政策问题的确认、资料的收集、资料的分析与解读等步骤。

卫生政策研究注重融入人文主义思想。1946 年世界卫生组织提出健康的新定义："健康不仅仅是没有疾病或虚弱，而是一种身体、心理和社会的完好状态"，从而彻底地否定了以"没有病就是健康"为核心理念的传统健康观。这也为新时期的卫生政策制定与研究提出了更高层次的要求：让人文主义扮演更加重要的角色。不同于以科学实证主义为主流的经济政策研究，卫生政策研究应关注人的价值、意义、态度与理解程度，注重情感、创造性的智慧和对生命的感受，而这一切难以用数字的语言和数据的形式来表现，只能通过描述性的、解释性的语言来实现。因此，卫生政策研究者应当意识到定性研究的重要性。定性与定量研究各有利弊，如果针对卫生政策制定与实施过程中的某一环节、某一成果进行定性与定量相结合、多角度的论证与分析，则可以增加政策研究的科学性与合理性。因此，研究者从研究设计伊始到资料的收集与分析都应考虑到手段与视角的多维性。

卫生政策研究具有整体性、全局性。卫生体系作为社会系统的一部分，同时受到体系内外诸多因素的影响。从卫生体系的定义来看，卫生体系是以拯救生命、修复、维持和促进人民的健康为首要目的而由一定的人力和物质资源组合而成的一个特殊生产和服务系统。这个系统由资源供应系统、卫生服务系统、筹资支付系统与规制监管系统组合而成，这四个系统不是孤立的，而是相互影响的，同时与外部的经济、社会、政治、文化环境发生交互，时时刻刻影响着卫生体系的绩效。系统分析是一种立足整体、统筹全局、统一整体与部分的科学方法。在对某一卫生政策进行研究的过程中也应秉承系统分析的基本思想，避免将政策当作一个孤立的个体进行研究，而应将其置于卫生体系这一大系统中，考察其扮演的角色并充分考虑体系内外环境对于政策本身及其效果的影响。卫生系统的复杂性决定了研究者在面对海量的指标与数据时不可能面面俱到。因此，在系统论与系统分析的基础上，研究者不妨将整个卫生系统分成若干维度与层次，以不同的层次审视自己感兴趣的部分。常见的层次包括：①以地理范围或行政区域划分的国家、省、市、县、乡和村等多个层次；②以角色划分的卫生服务组织者、提供者、支付者和消费者等多个层次；③以卫生职能划分的医疗、预防、保健、科教、管理等多个层次；④以研究视角划分的历史回顾、横断面研究和前瞻性研究等多个层次。这种多维度的视角有利于研究者在纷繁复杂的卫生政策研究中明确方向。

卫生政策研究应与政策制定紧密结合。卫生政策研究与卫生政策制定密不可分，两者是相互协作、优势互补的关系。卫生政策研究的最终目的是为政策制定提供参考，因此，卫生政策研究者不应将思路局限在一纸政策上，而应融入至整个卫生政策的制定过程或针对其中的某一环节进行研究。除此之外，卫生政策研究者在研究时，应更多地尝试从卫生政策制定者的视角去分析和探索。但这种情况在现实中往往不尽如人意。卫生政策研究和卫生政策制定的行为主体不同（研究者和政策制定者），其看待同一政策的出发点也不同。卫生政策制定者是政策的主导人和责任人，因此承担着更多的压力，面对各种政策问题时也更加谨慎。而卫生政策研究者在进行政策研究时不需要承担过多且明确的责任，更多情况下只是为政策制定提供参考，从而在研究角度和政策建议方面有时可能会带有强烈的"个人"或"团体"特征。因此，卫生政策研究不应止步于发表论文，应当尽可能地从卫生政策制定者的视角对政策进行深入剖析，这样才能真正做到对政策制定提供建设性意见或证据。这也是卫生政策研究的最终目的。总而言之，卫生政策研究较一般的政策研究有共性成分，也有因自身特点带来的异质成分，研究思路也应变通，为己所用。

第二节　常用卫生政策研究方法

卫生政策研究方法指的是卫生政策研究过程中所采取的一切方法和技巧的总和，是如何利用现有的知识和资源进行决策的关键。卫生政策的研究往往需要经历政策研究问题的确认、相关资料的收集、相关资料的分析与解读三个基本步骤。

在每一个步骤中都有一些常用的方法供卫生政策研究者选择与使用。

一、政策研究问题的确认方法

政策研究问题的确认是政策研究工作的起点，其目的在于找全、找准问题，从而确定研究的起点。该步骤要求研究者运用科学的方法、合理的手段，确定特定领域内的关键问题。确认政策研究问题的常用方法包括选题小组讨论法、边界分析法与类别分析法。

1. 选题小组讨论法　是一种具有固定程序的小组讨论的方法，目的在于寻找待研究的问题，并把所发现的问题按照重要程度进行排序。该方法首先需要组建一个讨论小组，由不同既得利益、不同思想意识和不同专业背景的人组成，通过头脑风暴、组内讨论、投票等方式发掘问题并排列出优先次序。该方法也被用来发现政策运作过程中的问题、确定优先领域、筛选评价指标等。

2. 边界分析法　是帮助政策研究人员找全政策问题的方法。鉴于卫生政策领域的研究很少面对简单明晰的问题，在无法控制领域内工作的情况下，纷繁复杂的情势使得问题层出不穷而无法下手，因此需要对问题进行边界分析。

边界分析法通常需经历 3 个步骤：①饱和抽样，即通过多阶段过程取得利益相关者的饱和样本，类似于滚雪球，该过程从一组或多组与待研究政策问题密切相关的人或集团开始，完成访谈后要求他们推荐自己所知的与所讨论问题相关的其他人员，直到所有相关人都加入为止；②引出问题陈述，即对饱和抽样确定的研究对象进行访谈，引出对问题的各种不同陈述，不断发掘新的问题；③边界分析，即绘制一张累积的频率分布图，这张图的横坐标为利益相关者的数量，纵坐标为新的问题要素的数量。每位利益相关者提出新的、不重复的问题标记在图上，曲线坡度先快速变动，然后逐渐平缓，最终变平，即曲线斜率先大后小，最后为0。此后即使增加信息也不能改变曲线坡度，原问题边界由此确定。

3. 类别分析法　在找全政策问题后，需要对问题进行归类与梳理。如果仅仅将找到的问题列成一份清单，看似抓住了领域内所有的问题，实则像一盘散沙，无法为下一步研究资料的收集与分析提供一个可靠的抓手。类别分析法是一种澄清概念的方法，可以帮助研究者对所收集到的一系列问题进行梳理。该方法有两个主要的程序，即逻辑划分与逻辑分类。

逻辑划分是将一个大类划分为若干个子类，即将一个群体或一个问题划分为更小的部分。政策问题原则上应按照研究者的目的和问题的本质进行划分，大类和子类应尽可能地和问题的根源保持接近。例如，因病致贫可以进一步划分为医疗保障缺失、医疗费用增长过快等问题。逻辑分类是将某些问题组合成更大的部分或类别，这些大类应该做到穷尽与一致，即对研究人员有意义的所有问题都必须考虑在内且每一个大类或子类必须基于一个统一的分类原则，否则将导致子类的重叠。

二、资料的收集方法

一般而言，政策研究的资料来源除了规范性文件、文献、地方志、档案记录这些可供研究者直接获取并使用的资料外，还包括研究者通过调研获取的资料。在资料收集这一环节中，针对不同类型的资料，研究者可采用的方法也不尽相同。下文将分别介绍在收集定量资料与定性资料过程中通常采用的方法。

1. 定量资料的获取　定量研究是指通过调查收集人群发生某种事件的数量指标，探讨各种因素与疾病或健康的数量依存关系的研究。在政策研究的过程中，定量资料常用于现况的描述、政策与项目效果的评价。定量资料的获取方法一般包括结构式访谈与问卷自填法，这两者的本质都是问卷调查法，但在实际操作的过程中有所区别、各有利弊。

（1）结构式访谈：又称问卷访谈法，是由调查者根据事先设计好的调查问卷对调查对象逐一进行询问，根据调查对象所答内容填写调查问卷以完成资料的收集工作。结构式访谈的优点在于可以最大限度地保证问卷填写质量，且较为灵活。在对调查对象进行访谈的过程中，调查员可以随时进行必要的说明，解释问卷中容易让人产生误解的条目，以调查对象易于接受的方式获取其对于敏感问题的答案，并可随时追问和完善调查对象的回答。结构式访谈法对于被调查者的文化程度要求不高，由于有调查员辅助性的解释，问卷中可以列入一些较为复杂的问题。一般而言，结构式访谈法问卷回收率较高。

而在时间紧迫、资源短缺的情况下，结构式访谈的优势将不再明显，因为该方法需要大量复杂组织工作的投入，如前期调查员的培训、与机构间的沟通等。由于调查对象文化程度、语言习性与生理上（年龄、听力等）的差异，完成一份问卷的时间将超过由调查对象自填所需的时间。过去由于交通问题，调查范围在地理上也不能太过分散。如今随着电子技术的发展，电话访谈、在线访谈也越来越普遍，这些技术能够在一定程度上节约交通成本。

（2）问卷自填法：是由调查者将设计好的问卷通过某些途径交给被调查者，由被调查者独立填写的方法。当前运用较多的是现场自填法与网络自填法。自填法的优势在于可以在短时间内收集到大量的数据资料，但其劣势也十分明显，即对调查对象的文化水平要求较高，且很难把握回收问卷的质量，尤其是网络问卷的质量。

2. 定性资料的获取　卫生政策研究的内容涉及与人群健康相关的各个方面，研究内容广泛而复杂，因此只凭定量资料研究者一般不能全面地了解政策制定、政策执行与政策效果，研究者还需获取定性资料以更深层次地理解研究的问题。获取定性资料的常用方法包括深入访谈法、专题小组讨论法与观察法等。

（1）深入访谈法：包括非结构式访谈和半结构式访谈，具有灵活与开放的特点。与结构式访谈的不同之处在于，半结构式访谈的访谈资料不是具体明确的条目或问题，而是简要的提纲或主题。调查者根据访问提纲，通过与调查对象的深入交谈了解其对某些问题的想法、观点、意见与感受。在交谈的过程中，调查者可以不依照提纲对调查对象发问，可以根据调查对象的回答随时提出新的问题以深入主题。

（2）专题小组讨论法：又称为焦点组讨论或焦点组访谈，是社会科学定性研究中一种不可或缺的获取资料的方法，在卫生政策研究领域应用广泛。研究者通过召集一组（8—12 名）相关人员，对某一研究问题进行有针对性的深入讨论，从小组成员的发言中获取关键信息。在一些案例中，这一方法通常是针对某个特定主题，对参与者之间相同和不同意见进行观察、发现、交谈和分析，最后得出一定的研究结论。这些研究也通常把对组员间的相互关系的分析当作额外的参考依据。

（3）观察法：是一种研究者将自身作为研究工具的方法。研究者通过对事件或研究对象的行为进行直接的、系统的观察来收集数据，是一种收集非言语行为资料的主要技术。观察法可分为非参与式观察与参与式观察。非参与式观察中，研究者处于研究对象的外部；参与式观察中，研究者处于研究对象的内部。在卫生政策的研究中多采用非参与式观察法。

三、资料的分析与解读方法

1. 定性分析方法

（1）SWOT 分析法：即从优势（strength）、劣势（weakness）、机会（opportunity）、威胁（threat）四个维度对政策内部与外部的条件与环境进行分析，其名称也源于这四个单词的首字母。SWOT 分析法可以对研究对象所处的情境进行全面、系统、准确的研究，从而根据研究结果制定相应的发展战略、计划及对策。其具体做法是调查发现并列举出与研究对象密切相关的内部优势、劣势和外部的机会、威胁等，用系统分析的思想，将各种因素进行匹配分析，从而得出一系列相应的结论。从整体上来看，常规的 SWOT 分析思路可以分成两个部分，即将政策制定或实施的优势与劣势结合起来分析，把握政策内部条件；将政策所面临的机会与威胁结合起来分析，把握政策外部环境。利用这种方法，政策研究者可以扬长避短、抓住机遇、迎接挑战。

（2）PEST 分析法：是指宏观环境的分析，P 是政治（politics），E 是经济（economy），S 是社会（society），T 是技术（technology）。在分析一个政策所处的背景时，一般通过这四个因素来分析政策所面临的状况。政治环境主要包括政治制度与体制、政治思想，以及法律法规在内的政策环境等。经济环境的关键战略要素包括国内生产总值（GDP）、利率水平、财政货币政策、通货膨胀率、失业率水平、居民可支配收入水平、汇率、能源供给成本、市场机制、市场需求等。社会环境中影响最大的是人口环境和文化背景。人口环境主要包括人口规模、年龄结构、人口分布、种族结构及收入分布等因素。技术环境不仅包括发明，还包括新技术、新工艺、新材料的出现和发展趋势及应用背景。

（3）利益相关者分析法：于1963年由斯坦福研究所提出。该理论认为，任何组织和事件都离不开利益相关者的投入与参与；一个组织追求的是利益相关者的整体利益，而不是某些主体的利益；利益相关者与组织生存和发展密切相关。利益相关者分析法最初被用于分析与客户利益相关的所有个人（或组织），帮助客户在制定战略时分清重大利益相关者对于战略的影响，现广泛用于政策研究。利益相关者分析法的核心要义在于找出事件中的利益相关者，分别对这些利益相关者本身及其两两之间进行优劣势分析，从而得出解决该事件的策略和结论。就政策研究中的利益相关者分析而言，其分析过程分为四步：①识别政策所涉及的利益相关者；②对这些利益相关者进行损益分析；③对这些利益相关者进行影响力分析；④指定参与方案。可以采用四分格、九宫格等图表，分析利益相关者的重要性、影响力、支持程度等。

（4）案例研究法：是实地研究的一种。研究者选择一个或几个场景作为对象，系统地收集数据和资料，用以探讨某一现象在实际环境中的状况。案例研究法适合在现象与实际环境边界不清、难以区分时，或者研究者无法设计出准确、直接又具系统性控制变量时，回答"如何改变"、"为什么变成这样"及"结果如何"等研究问题。可通过实地调研或研究文件来获取资料。研究偏向定性，强调依赖多重证据来源，不同证据资料必须能在三角检验的方式下收敛，并得到相同的结论；通常由事先发展的理论命题或问题界定，指引资料搜集的方向与资料分析的焦点；着重当时事件的检视，不介入事件的操控，保留事件的整体性，发现有意义的特征。相对于其他研究方法，案例研究法能够对案例进行翔实的描述，获取系统的理解，对动态的相互作用过程与所处的情境脉络加以掌握，得出一个较为全面与系统的观点。

（5）文献研究法：是指研究者围绕感兴趣的政策问题搜集、鉴别、整理一系列相关文献，通过对文献进行研究形成对事实的科学认识。文献研究法的实施不受时空限制，研究者通过古今中外的文献可以调查极为广泛的社会情况；加之该方法受外界制约较少，经济、方便、自由，因此被政策研究者广泛使用。一般而言，文献研究法需要历经几个基本环节，即提出问题与假设、设计查询框架、收集相关文献、整理文献并进行文献综述。研究设计首先要建立研究目标，将课题或假设的内容变为可操作、具有可重复性的文献研究活动。近年来，随着扎根理论的不断发展，这种先有理论假设后进行研究的思路不再是研究者的唯一选择。扎根理论研究法是指在经验资料的基础上建立理论，研究者在研究之前一般没有理论假设，直接从实际观察入手，从原始资料中归纳出经验概括，然后上升到理论。因此，研究者也可以在广泛地阅读与整理文献后，形成一定的结论。

2.定量分析方法

（1）内容分析法：最初应用于大众传播研究，是对包括书籍、广播、电视在内的大众传播内容做客观、系统和量化描述的一种研究方法。目的是将一种用语言表示的文献转换为用数量表示的资料，并用统计数字描述分析结果，现被广泛应用于政策研究中。内容分析法与文献研究法既有联系又有区别，二者虽然都是基于文献进行研究，但在分析重点与分析手段上有所不同。内容分析法将非定量的文献材料转化为定量的数据，依据这些数据对文献内容做出定量分析以及基于事实的判断和推论，相较于文献研究法，它对组成文献的因素与结构的分析更为细致和程序化。在进行内容分析时，研究者必须排除个人主观色彩，从现存材料出发，追求共同的价值观；必须将所有的有关材料看成一个有机整体，对材料进行全面、系统的研究，用数学统计方法对所研究的材料进行定量的分析。此外，内容分析法也不应排除定性分析，即根据研究者获得的材料进行逻辑推理或逻辑思辨。

（2）政策实施效果评价方法：①简单前-后对比分析法。如图2-1所示，这种方法是将政策执行前和执行后的两种情况进行对比，图中 A_2-A_1 便是政策的效果。这种方法简便明了，但是无法明确 A_2-A_1，即该项政策的效果是由政策本身引起的，还是其他因素造成的。②投射-实施后对比分析法。如图2-2所示，这种方法是将政策执行前的趋向线 O_1O_2 投射到政策执行后的评估时点 A_1 上，并将 A_1 与政策执行后的实际情况 A_2 对比，以确定政策的效果 A_2-A_1。这种方法更加准确，但困难在于如何详尽地收集政策执行前的相关资料、数据等，以建立起政策执行前的趋向线。③政策有-无对比分析法。如图2-3所示，该方法实际上是有对照的对比分析，在政策执行前、后两个时间点上，分别就实施政策和未实施政策两种情况进行前后对比，然后再比较两个对比的结果。图中 A_1 和 B_1 分别表示政策执行实施组和对照组特定指标的基准情况。A_2-A_1 为有政策条件下的变化结果，B_2-B_1 为无政策条件下的变化结果，（A_2-A_1）-（B_2-B_1）便是政策执行的实际效果。其优点是在评估中对不同政策目标或其他政策要素进行比较，较为精确地测量出一项政策的效果。④控制对象-实验对象的对比分析法。如图2-4所示，该方法是社会实验法在政策评估中的具体运用。评估者将政策执行前后同一评估对象分为两组，实验组施加政策影响、控制组不施加政策影响。然后比较这两组在政策执行后的情况，以确定政策的效果。图中 A_1 和 B_1 分别为政策执行前实验组和控制组的情况，A_2 和 B_2 分别为政策执行后两组的情况，A_2-B_2 即政策的效果。这种分析方式排除了非政策因素的影响，所得到的政策效果较为准确，但要求政策执行部门的大力支持和配合。

（3）文献计量法：是采用数学、统计学方法定量研究文献信息的分布和变化规律的方法。它通过文献量（各种出版物，尤以期刊论文和引文居多）、作者数（个人或团体）、词汇数（各种文献标识，其中以叙词居多）等计量对象，把握研究热点，预测未来走向。文献计量学和可视化分析可以为政策研究提供新的分析方法和视角。与传统的以建构主义为本质的政策文献解读依赖研究者的知识、能力和价值立场的特点不同，文献量化研究主张以科学规范来验证主观判断，运用量化分析的方式来减少政策研究的主观性与不确定性。文献计量学的发展有赖于数学工具和统计学技术的支持，移植或利用更有效的数学工具和统计学方法，将是其重要的发展方向。

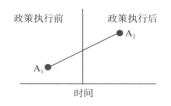

图 2-1　简单前 - 后对比分析法

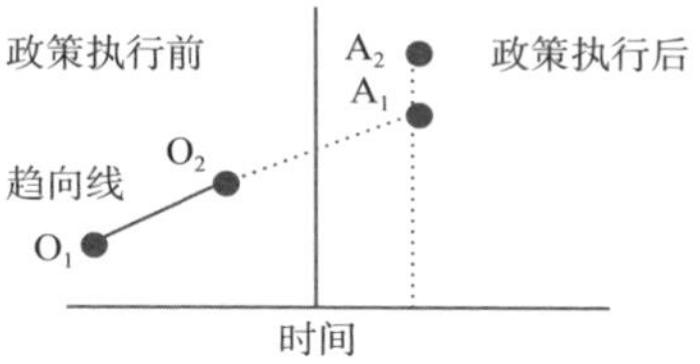

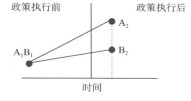

图 2-2　投射 - 实施后对比分析法

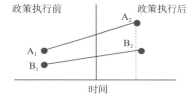

图 2-3　政策有 - 无对比分析法

图 2-4　控制对象 - 实验对象对比
　　　　分析法

（4）政策模拟法：是应用计量经济模型进行政策分析的一种方法，它是将不同政策方案通过政策变量及其他外生变量取值输入建立经济模型，在分析计算机模拟结果的基础上进行政策评价。政策模拟法利用已经评估出参数值的计量模型，计算不同政策方案的结果，以便进行政策评价。首先要指定不同政策方案的假设条件，即政策变量的数值或结构参数的变动值，然后用模型计算出不同假设条件下内生变量的数值。政策模拟法可以试验各种政策方案对客观经济系统的影响，对制定政策和评价政策具有十分重要的意义。

由于卫生政策研究所涉及的领域十分广泛，以至于难以划分出准确的边界。上述政策研究方法的介绍仅代表笔者的思维方式。近年来，随着学科间的交融及研究者对循证决策的重视，越来越多的方法和技术应用到卫生政策研究中，如人工神经网络、系统综述等方法，在一定程度上提高了政策研究的科学性与政策实施的指导性。

第三节　我国妇幼卫生政策研究进展

在妇幼卫生政策研究中，"妇幼"指政策惠及对象，通常包括妇女、孕产妇、儿童，"卫生政策"指限于卫生领域的政策，包括且不限于国家、地方政府或卫生部门出台的旨在促进人民健康的法律、规章、声明、决策等。为准确、尽可能全面地检索到所需文献，以中国生物医学文献服务系统（SinoMed）作为检索工具，在高级检索页面不限时段以"政策""妇幼""妇女""妊娠""孕产妇""儿童""婴幼儿"等为主题词，检索出中文期刊文献 1002 篇。在剔除与政策研究不相关的临床、流行病、营养、儿少卫生、医院管理等类别的文献后，本研究小组通过讨论并查阅相关书籍，为"政策研究文献"进行定义，即"政策研究文献是以政策为研究对象的文献，在该语境下，政策不能只是一个背景。具体而言，该类文献包括政策历史回顾、政策效果评析、政策前后变化、政策环境分析及政策对比等"，以该定义为指导利用文献管理软件 NoteExpress 进一步筛选得到 183 篇文献（图 2-5），以下是对这 183 篇文献进行分析的结果。

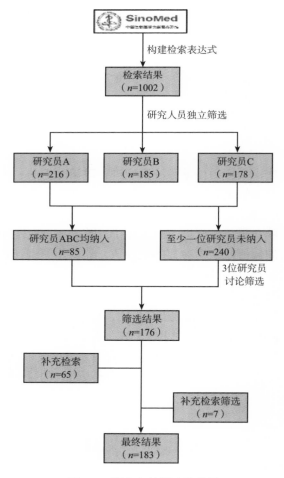

图 2-5　研究文献筛选流程图

一、妇幼卫生政策研究发文量时间序列分析

我国的妇幼卫生相关研究始于 19 世纪，但发文量在 2013 年 11 月中共十八届三中全会决定启动实施"单独二孩政策"后才进入快速增长期，并于 2019 年达到顶峰（图 2-6）。从趋势上看，近年来我国妇幼卫生政策越来越受到研究者的关注；但从总量上看，与其他领域的研究相比，妇幼卫生政策领域受到的关注是不够的。

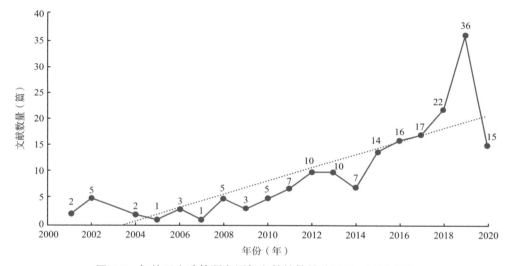

图 2-6　妇幼卫生政策研究历年文献的数量（2000—2020 年）

发文期刊的类别指的是刊载论文的期刊种类，通过发文期刊类别及发文情况可以大致揭示妇幼卫生政策研究的质量和层次。如图 2-7 所示，在所有发文的期刊中排名前十位的是《中国妇幼保健》《中国农村卫生事业管理》《中国卫生政策研究》《中国卫生事业管理》《中国社会医学杂志》等期刊。其中排名第一的《中国妇幼保健》刊载妇幼卫生政策研究论文 26 篇，是排名第二的期刊刊载论文数量的 2 倍多。可以说，《中国妇幼保健》是妇幼卫生政策研究发文的主阵地。

二、妇幼卫生政策研究方法分析

1. 妇幼卫生政策研究方法概况　目前关于社会科学研究方法的分类尚无统一标准，始终存在争议。本书采用主流的分类标准，即以规范研究和实证研究进行划分。依据定义，规范研究是在若干假设的前提下，依据事物的内在联系和逻辑关系，从理论层面演绎推导出结论；实证研究是从调查、观测或实验获取的样本

数据和资料中发现事物的本原，从个别到一般，归纳总结出规律性的结论。规范研究是最早阶段的研究，每个人都可以提出自己的观点，有门派之别。实证研究又被称为"经验研究"，是具有实证调研性质的解释主义方法论，包括定性研究和定量研究两类基本研究方法。定性研究基于经验事实，通过在研究者与研究对象之间建立互动关系来展开研究；定量研究主要依赖研究对象的测量和数据的分析计算得出研究结论。

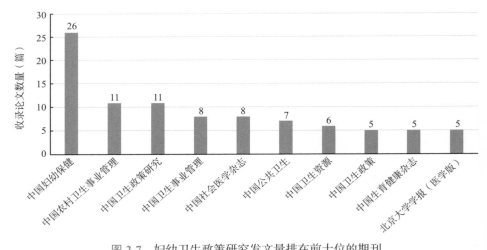

图 2-7　妇幼卫生政策研究发文量排在前十位的期刊

文献统计分析表明，在近 20 年所载的 183 篇文献中，采用规范研究方法的文献有 48 篇，占比 26.2%；采用实证研究方法的文献有 135 篇，占比 73.8%，其中以定量研究为主，共 91 篇（图 2-8）。

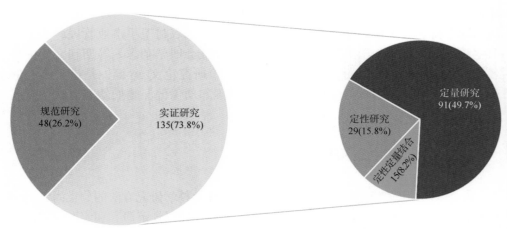

图 2-8　妇幼卫生政策研究文献中研究方法的使用情况

从资料的收集方式来看，采用实证研究方法的文献主要运用的是二手数据，占比 61.5%，说明大多数实证研究并没有通过调研获取相关数据。通过调研获取资料的研究中，研究者常使用一般社会学资料的收集方法，即以问卷调查、访谈等为代表的定量、定性资料收集方法（图 2-9）。

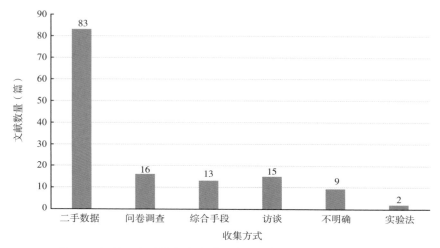

图 2-9　妇幼卫生政策研究中采用实证研究的文献资料收集方式

2. 妇幼卫生政策研究具体方法　为了更加清晰地展示妇幼卫生政策研究应用的具体方法，以下从政策解读、政策实施环境分析、政策影响与效果评价三个方面进行分析。

（1）妇幼卫生政策解读：在对政策本身进行解读的过程中，妇幼卫生政策研究者常使用历史回顾和政策对比分析的方法。历史回顾方法属于文献研究法的范畴，通过回顾某一政策的历史任务与演变，把握改革动向并提出相应的政策建议，如张刚等的《从全面二孩政策实施一周年看计划生育服务管理改革》，回顾了我国计划生育自 1982 年被确定为基本国策以来不断调整与完善的过程，并试图归纳计划生育服务管理改革的方向，从而论证全面二孩政策的合理性。另一种常用的政策解读方式是政策对比分析，通过对比同一地区不同时期、同一时期不同地区的政策来分析某一妇幼卫生政策的利弊，如王汉松等的《上海市儿童医疗保险制度比较分析》，通过系统收集和分析上海市儿童医疗保险政策，并与北京市、天津市和重庆市的儿童医疗保险政策进行比较，来寻找上海市儿童医疗保险制度改进和完善的途径。

（2）妇幼卫生政策实施环境分析：政策环境包括文化环境、政治环境、经济环境、技术环境等，良好的政策环境有利于政策的实施并能有力地提升政策实施效果。妇幼卫生政策环境研究所涉及的研究对象主要是文化环境和经济环境。文化环境，包括居民的健康素养、生育意愿等，如徐凌忠等在《京沪文化环境对妇保领域的支撑程度》中，通过文献查阅、政策回顾等方式收集数据并量化文化程度，运用 Spearman 相关、线性回归分析了文化环境支撑程度与孕产妇死亡率之间的关系；经济环境，包括妇幼保健领域资源配置的落实情况，如张星曦等在《基于妇保资源配置的京沪资源优先配置落实情况》中，系统收集京沪两地所有涉及妇保工作的政策文献，量化分析资源优先配置的"制度保障程度""职责明确程度""职责落实程度"，以及"落实健康战略的奖惩程度"和"社会经济对公众健康投入程度"等，分析了京沪两地经济环境对健康优先战略妇保领域资源配置的支撑程度。

（3）妇幼卫生政策影响与效果评价：妇幼卫生政策影响分析及妇幼卫生政策效果评价是妇幼卫生政策研究的重中之重，这类文献占据研究热点的绝大部分。政策影响分析常涉及一项具体措施落实前后某项指标的前后对比，研究者通过对比结果提出对于政策的见解与建议。在 2013 年 11 月"单独二孩政策"出台后该类型文献开始大量出现，比较的内容与指标涉及剖宫产率、高危妊娠因素、早产儿发生率、助产医院分娩量等。这类研究通常采用调取特定信息平台的资料或问卷调查的方式，在收集"政策组""非政策组"数据后利用统计学方法进行比较，以总结政策影响，如《"二胎"政策实施前后剖宫产情况变化研究》《二胎政策放开对北京市早产儿发生率及结局的影响分析》，但这些研究有时会面临样本量少、忽略控制变量等问题。与妇幼卫生政策影响分析相比，妇幼卫生政策效果评价分析的综合性较强，涉及政策的效率、效果、可持续性等评价内容，如王海银等的《"改善中国最弱势妇女和儿童群体的营养、食品安全和食品保障"联合项目效果评估研究》，采用案头审查和知情人访谈的方法，从相关性、效率、效果、可持续性等方面评价了中国最弱势妇女和儿童群体在营养、食品安全和食品保障项目上的产出及效果。

三、妇幼卫生政策研究热点分析

共词聚类分析法是文献计量学分析中的常用方法，该法通过聚类运算的方式对学科主题词进行划分，从而实现对学科结构的分析研究。聚类分析的结果，通常能把共现频次高的词聚在一起，从而将学科主题词之间的关系进行可视化表达。将这种方法应用在卫生政策研究领域，有助于分析政策研究热点和趋势。

通过梳理与归纳近 20 年我国妇幼卫生政策的研究文献，制作妇幼卫生政策研究高频关键词表。其中，妇幼保健、二孩政策、儿童三者频次位列前三，分别为 34 次、19 次和 13 次。其余高频关键词频次均在 5—9 次。具体情况如表 2-1 所示。

表 2-1　妇幼卫生政策研究高频关键词（排名前十）

序号	关键词	频次
1	妇幼保健	34
2	二孩政策	19
3	儿童	13
4	孕产妇死亡率	9
5	生育政策	7
6	医疗保险	6
7	儿科	5
8	妇幼保健机构	5
9	影响因素	5
10	高危妊娠	5

此外，利用 CiteSpace 软件对这些文献进行共词聚类分析，得到我国妇幼卫生政策研究共词聚类图（图 2-10）。由我国妇幼卫生政策相关研究共词聚类图可以发现，近 20 年来我国妇幼卫生政策研究的热点聚焦于生育政策相关卫生服务问题、母婴安全与健康问题、儿童医疗保险与用药问题、妇幼保健相关项目实施与医疗机构建设问题。

1. 生育政策相关卫生服务与母婴安全问题　计划生育政策是我国的基本国策，对于计划生育政策的探讨一直是妇幼卫生政策研究的关键。2013 年 11 月中共十八届三中全会通过的《中共中央关于全面深化改革若干重大问题的决定》提出"坚持计划生育的基本国策，启动实施一方是独生子女的夫妇可生育两个孩子的政策"，即"单独二孩政策"。2015 年 12 月 27 日，全国人大常委会表决通过了人口与计划生育法修正案，"全面二孩政策"于 2016 年 1 月 1 日起正式实施。因此，从 2014 年开始，生育政策、二孩政策及其所带来的影响也逐渐成为卫生政策研究领域的热点。

由主题词共现图谱可以看出，首先，类属于以"二孩政策""生育政策"为核心的社区（某一聚类）中，"高危妊娠""高龄产妇""产后出血"等关键词出现频次较多，说明研究者更多关注生育政策对母婴安全造成的影响；其次，生育政策的改变会给妇幼医疗机构的管理模式带来改变与挑战，对于生育政策调整下医疗机构拨款、投入模式及医保付费方式等问题的探讨较多。

2. 儿童医疗保险与用药问题　儿童医疗保险制度应为儿童提供必要的医疗保障，尽可能地满足儿童的健康需求。2011 年国务院颁布了《中国儿童发展纲要（2011—2020 年）》，主要强调儿童健康和福利保障，对保障儿童享有基本医疗卫生服务的权利，提高儿童基本医疗覆盖率和保障水平提出了具体要求。儿童医疗保险问题是妇幼卫生政策研究的一大热点，儿童医疗保险的覆盖、筹资、整合及大病保险等问题都是妇幼卫生政策研究者关注的对象。

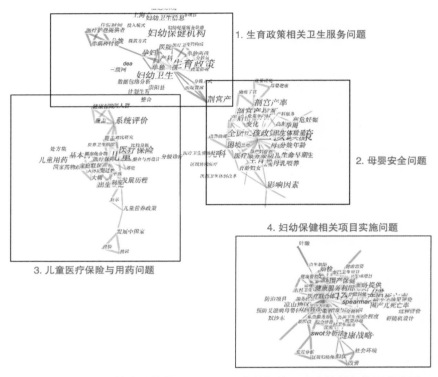

图 2-10　利用文献计量软件 CiteSpace 生成的妇幼卫生政策研究共词聚类图

　　儿童卫生政策研究的另一关注热点是儿童用药问题。目前，我国儿科"缺医少药"问题十分严重。制药企业以成人药品为主，多数儿童药品由制药企业附带少量生产。由于儿童用药生产表现为小批量、多批次特点，且工艺相对复杂，生产成本较高、新药研发周期较长、利润较低，药厂研发与生产儿童用药的积极性较低。近年来，我国越来越重视儿童用药问题，国家政府部门已出台一系列政策鼓励儿童用药的研发，加快儿童药品上市，尤其是 2015—2016 年，连续发布了多项优先发展儿童用药的政策，这些政策有助于缓解儿童药品短缺、超说明书用药等问题。对于儿童用药政策的研究常涉及儿童用药的安全及与国际社会药物目录的对比等。

　　3. 妇幼保健相关项目实施问题　　妇幼保健项目与医疗机构的建设对于改善妇女儿童健康具有十分重要的意义，也是目前妇幼卫生政策研究的热点之一，关于前者的研究包括妇幼健康改善项目的实施与评价，如叶酸发放、出生缺陷防治、社会环境改善等项目；后者常涉及医联体建设、基层妇幼保健机构发展政策等。

我国各地在不同程度上实施了妇幼保健项目，其中妇女保健包括婚检、孕妇的产前检查、叶酸的发放、高危孕产妇的监控、生殖健康的宣传、分娩的一系列检查和产后访视；儿童保健包括产后访视、体检、疫苗接种、体弱儿的监控、新生儿筛查等。众多政策研究的文献也着眼于项目评价，即对不同妇幼保健项目实施效果的评价。由于项目种类繁多，分析方法多样，故共词聚类分析的结果显得杂乱。妇幼保健机构建设主要涉及两方面，分别是妇幼保健机构的标准化建设与基层妇幼保健机构服务能力建设。这方面的政策研究主要聚焦于资源配置与资源下沉。

妇幼保健体系是我国医疗卫生服务体系的重要组成部分，同样具有省、市、县三级妇幼保健专业机构网络，承担着大量的妇幼公共卫生和医疗服务工作，对提高妇幼健康状况、满足妇幼保健需求有着重大作用。

四、妇幼卫生政策研究展望

在妇幼卫生政策研究发文量进入快速增长期的 2014 年，学科间的合作与交融已然开始。随着人类社会发展更加复杂，全球化趋势不断加深，信息化、网络化、智能化时代的来临，全球的公共部门均面临棘手问题的治理困境。现代公共政策的研究早已不限于单一行为主体和情境，而是包含大量非政府主体共同参与乃至影响决策的复杂化政策情境，这种研究拓展必然伴随知识体系的重构。

纵观当下整个卫生政策研究领域，可以发现许多研究不只由医学相关研究者单一完成，而是与管理学、经济学、图书情报学、社会学等领域的研究者合作完成。这也提醒妇幼卫生政策研究者，对于妇幼卫生政策的研究，绝不能局限于对政策的简单思考或前后对比，而应该利用新思路与新方法，以更有深度的视角重新审视研究对象，切实地为政策全流程提供科学依据。

具体来说，其一，加强妇幼卫生政策理论研究。要切入研究对象所在场域，认真细致地进行理论抽样、深度访谈和参与观察，收集多层面数据，正确地使用各种方法进行全面分析，提炼出有地方乃至中国特色的妇幼卫生政策概念框架与理论命题。其二，将多学科多领域方法与技术融入妇幼卫生政策研究。随着信息系统和互联网的深入普及，系统分析方法朝着更加复杂的方向发展，计算机辅助量化分析可以在一定程度上弥补以定性分析为主的传统政策分析方法的缺陷。因此，妇幼卫生政策研究者也应学会并充分运用实验研究、模拟仿真等多样化工具与技术，打开新的视野。同时，在大数据时代，妇幼卫生政策研究可以借鉴更多图书情报、信息管理、社会学等不同学科的方法，借助人工智能（AI）、建模等现代信息技术对政策的现状、发展趋势等进行更客观、精密的分析，并将结果以可视化的形式呈现，以更好地发挥决策支持作用。

第三章
妇幼卫生政策制定

第一节　政策制定概述

一、政策制定的概念

政策制定有广义和狭义两种理解。有些政策科学家如德洛尔将政策制定理解为整个政策过程，把政策执行、政策评估等环节称为后政策制定阶段；大多数政策科学家则对政策制定做了狭义的理解，即政策形成或政策规划，指从问题界定到方案抉择以及合法化的过程。政策制定是针对公共政策问题提出并选择解决方案的过程，是制定政策的一整套思路、步骤和方法。

二、政策制定的原则

1. 系统协调原则　政策本身可以看成一个系统，它不是孤立存在的，总是与其他政策相联系，处于一个政策体系当中。在政策制定过程中，要从系统论的观点出发，进行综合分析，将整体利益与局部利益相结合，内部条件与外部条件相结合，眼前利益与长远利益相结合，主要目标与次要目标相结合。要注意各项政策之间的相互联系、相互影响、相互制约关系，使各项政策成为一个有机整体，相互支持，协调配套，以产生尽可能好的整体效应。

2. 科学预测原则　政策制定是在事情发生之前的一种预先分析和选择，对事物未来的发展趋势及其结果的正确与否作出判断。应该在正确的理论指导下，按照科学的原则、程序和方法对未来条件变化、方案执行结果及其影响等方面进行预测，才有可能制定出正确的政策，避免决策失误。

3. 现实可行原则　政策问题的决策包含诸多复杂的因素，因而要充分联系实际，根据现有人力、物力、财力、时间等主客观条件以及发展过程中的种种变化，对政策制定方案进行政治、经济、技术、文化、伦理等方面的可行性分析，从而使政策制定在牢固的现实条件基础之上，使政策的实施具有可操作性并有成功的最大可能。

4. 稳定可调原则　政策作为一种社会生活的指导原则，要有一定的连续性和稳定性，同时要考虑与原有政策的衔接和过渡。政策制定系统是一个开放的系统，总是与外界环境处于不断的物质、能量和信息的交换之中，政策也应随之作出相应的调整与变动。因此，在政策制定时要从长远出发，具有适当的可调节的弹性，并根据对未来情况作出的预测，准备好应变措施，同时要注意政策执行过程中的信息反馈。

三、政策制定的程序

根据对政策制定概念的不同理解，政策制定程序也有广义和狭义之分。广义上的政策制定程序一般包括政策问题确认、政策问题根源分析、政策方案研制、政策方案可行性论证、政策合法化、政策执行、政策评价等几个相互独立又逻辑相连的环节。狭义上的政策制定程序则不包含后政策制定阶段的政策执行和政策评价等环节。政策环境分析贯穿整个政策周期，以促进政策目标的实现。根据本书的章节内容安排，本章仅介绍狭义政策制定程序的几个环节，政策执行与政策评价环节分别于第四章、第五章进行介绍。

（一）政策问题确认

政策问题确认是政策制定过程的逻辑起点，是指运用一系列政策分析程序和方法，确认特定领域在特定阶段需要解决的关键问题，并将其纳入政策议程而成为政策问题。妇幼卫生领域存在大量需要解决的复杂的公共问题，随着社会的发展，公众所关注的问题及妇女儿童健康需求也在发生变化，而政府所掌握的资源和输出政策的能力是有限的。因此，确定各时期妇幼卫生领域的主要问题及优先问题是妇幼卫生政策制定过程的关键。

确认政策问题并将其纳入政策议程的理论模型有很多，其中最突出、应用最广泛的有 Hall 模型（the Hall model）和多源流分析模型（the Kingdom model）。

1. Hall 模型　由 Hall 和她的同事等于 1975 年提出，他们认为仅当一个问题的回应具有高合法性、可行性及支持率时，该问题才能被纳入政策议程而成为政策问题。其中，问题的合法性（legitimacy）指政府认为应该关注该问题并有权利和义务进行干预，大多数社会公民期待政府维持法律和制度，保卫国家不受攻击，这些将被广泛接受为高度合法。在卫生领域，减少传染病发生和传播风险、减少人口死亡、控制污染等被广泛认为是具有合法性的政策问题。问题的可行性

（feasibility）指的是实施政策的可能性，包括现有技术、理论知识、资源、技术人员、行政管理能力及政府基础设施建设等客观条件。卫生政策的可行性一般涉及卫生筹资、资源分布均衡性、卫生人员数量与质量等。支持率是指公众或利益相关者的支持。

2. 多源流分析模型　由 John Kingdom 于 1984 年提出，他认为在政策系统中存在着三条相互独立的源流，即问题源流（problem stream）、政策源流（policy stream）和政治源流（politic stream）。其中，问题源流是指需要政府加以解决的公共问题。政府官员对问题的确认取决于一些指标、现有项目的反馈结果及突发事件等。指标包括常规健康指标，比如儿童肥胖率的增长。政策源流是政策方案产生、讨论、重新设计以及受到重视的过程。政策方案要想"浮出水面"，必须满足技术可行、经济可行、与社会主流价值观一致、公众可接受以及决策者关注等条件。政治源流的运行规则是独特的，包括国民情绪、利益集团的运动、行政或立法上的换届。在一个关键的时间点上，当上述三大源流"融合"到一起时，问题就会被提上议事日程，这样的时间点即模型中提到的"政策之窗"（policy windows）。

（二）政策问题根源分析

政策问题根源分析是指运用公认的科学方法和逻辑步骤，系统查找政策问题的根源和影响因素，构建政策问题的形成机制。政策问题根源分析是有效解决政策问题的基础，只有明确了政策问题的性质、根源及各种影响因素等，才能形成有针对性、治标、治本或标本兼治的政策方案。

政策问题的影响因素可以通过三种方法进行系统查找，第一种方法是激发并利用他人的思维，如头脑风暴法、专家判断法、德尔菲法等，这种方法需要对"他人"的身份、动机、需要和目标进行关注；第二种方法是借助成熟的理论进行分析，提高分析的科学性；第三种方法是分析者的独立判断，在前两种方法无法得到答案时，分析者就需要从多方面细致深入地查找政策问题的影响因素。"卫生系统宏观模型"用一系列有特定内涵和范围的内、外部子模表达卫生系统的构成，并按相应的逻辑关系排列来展现卫生系统的运作规律，为卫生政策制定与研究提供了方法学思路。对于妇幼卫生政策问题影响因素的分析，可以借助卫生系统宏观模型中各子模间的逻辑关系及"子模 - 概念 - 指标"间的关系，逐步分析并找出相关的影响因素，形成政策问题与影响因素的关系链，从而确定政策问题的根源。

构建政策问题的形成机制主要采用逻辑演绎法，将各种影响因素在问题发生发展过程中所处的地位和作用进行细致分析，阐述政策问题、根源、直接和间接影响因素之间的关系。这是一个理顺逻辑关系和顺序的综合过程。为了使构建过程能够程序化，可以借鉴现有模型进行分析。构建妇幼卫生政策问题的形成机制，可以借鉴卫生系统宏观模型，对各种影响因素及其关系进行梳理，形成清晰、简明的作用机制。

（三）政策方案研制

政策方案研制是在对政策问题进行确认和根源分析的基础上，运用定性定量的分析手段与方法，设计出一系列可供选择的解决办法或方案的活动过程，主要包括推导政策思路、确定政策目标、构建方案轮廓和优化细节设计四个步骤。

政策思路是解决或缓解政策问题的基本设想，是政策方案研制的起点。推导政策思路即通过政策问题根源分析得出的信息，反向推导获得消除或缓解问题的根源、影响因素与作用机制的基本思路，并根据不同政策思路在作用机制中所处的特定环节、在政策问题形成和发展过程中所起作用的大小，明确该政策思路对于解决或者缓解政策问题可能带来的效果。

政策目标既是解决政策问题的目标，也是政策实施后期望达成的政策效果，包括总体目标和若干子目标，由一系列定性或定量指标组成。在政策思路推导过程中，明确政策思路对于解决或缓解政策问题可能带来的效果，即解决政策问题的程度，结合现实中政策资源和决策者对解决政策问题的期望程度，便构成了潜在政策方案的政策目标。

构建方案轮廓是指在明确政策目标的基础上，从不同的角度和途径，系统收集、精确界定和表述实现政策目标的方法和措施并进行多重论证，明确搜寻到的方法和措施对实现政策目标的作用强度，并对实现目标的方法和措施进行有机组合，形成能够全面实现政策目标的方案的过程。

优化细节设计是指按照构建的方案轮廓，完善方案内容与形式，最终形成可供选择的具体政策方案的过程。方案细节设计的主要目标和内容（即一个完整的政策方案）应包括：一是政策问题和危害，以及解决问题和消除危害的意义；二是政策思路、总体目标及政策方案实施的预期效果；三是目标体系；四是基本方法和措施；五是政策方案的适用对象、运用期限和阶段；六是政策方案所需的各种条件和要求，包括机构、人员等各类资源配置要求；七是政策方案的必要说明。

（四）政策方案可行性论证

政策方案可行性论证是一种事前评估，前承政策方案研制，后继政策方案实施，是一个独立且必要的环节，能够有效降低政策实施失败的风险，减少因决策失误带来的不良社会影响。政策方案可行性论证的基本目标为"可行"和"择优"，从政治、经济、技术、社会文化等方面对备选政策方案的可行性进行论证和评价，选择出具备实施的现实条件和能力，并可以通过实施产生预期效果的政策方案，即可行方案，进一步从效果、成本、社会影响等多方面衡量，选择最优方案。

政策方案是否可行主要来自政治、经济、技术和社会文化四个方面的动力和阻力。政策方案的顺利实施，在政治方面，需要与国家性质、政治制度、政治理念和发展方向等保持一致，并能够得到社会和利益集团的拥护和接受；在经济方面，需要获得实施所需的资本、自然资源、人力资源等资源，并且能取得经济效益，具有较好的投入产出比；在技术方面，需要具备实施的技术条件或替代技术；在社会文化方面，需要得到社会各方对政策方案的认同、接受和支持，并且能够带来较高的社会福利。

政策方案择优以效果优先为原则，在确认可行方案效果大小和优先顺序的前提下，判断其他条件是否在可以接受或承受的范围内。综合参考优秀备选方案需具备的成本、稳定性、可行性、可靠性、灵活性、风险性、可传播性、功效性、简单性、相容性、可逆性、强韧性等 12 个特征，对可行方案进行择优与完善。

（五）政策合法化

政策合法化是指法定主体依照法定权限和程序，将经过可行性论证与择优的政策方案转化为合法有效的政策，使其具有合法性、权威性和约束性所实施的一系列审查、通过、批准、签署和颁布政策的行为过程。政策合法化过程与政策决策的领导体制紧密相连，领导体制的不同导致政策合法化的过程不同。领导体制从不同角度可以划分为首长负责制与委员会制、职能制与层级制、集权制与分权制、一体制与分离制等。我国行政机关的领导体制，在新中国成立后很长一段时间基本上是实行委员会制。1982 年宪法明确规定，从中央到地方的各级行政机关实行首长负责制。行政首长负责制最主要的内容是行政首长在各级政府机关中处于核心地位，拥有最高决策权和领导权。本级政府制定的政策由行政首长签署发布，根据规定需要上报审批的政策则应上报审批后发布。我国的首长负责制，在行政首长对政策方案进行决定与签署前，还包括法制工作机构审查、领导决策会议讨论决定等法定制度与程序。

政策合法化是政策得以顺利执行的前提，具有合法性的政策，才能取得政策对象的认可、接受和遵照执行的效力。政策合法化是决策民主化、科学化和法制化的具体体现，重大问题决策前经专家充分论证、重大政策通过前向社会广泛征求意见、行政机关政策文件非经法制部门的法律审核领导不予签发等制度在实践中行之有效。

第二节　妇幼卫生政策制定案例：母婴安全政策

本节以 2016—2018 年出台的母婴安全系列政策为例，详细介绍制定妇幼卫生政策的过程和分析步骤。

一、母婴安全问题的确认

一个国家或地区的健康水平其衡量指标通常包括婴儿死亡率、孕产妇死亡率、传染病总发病率和人均期望寿命，其中孕产妇死亡率和婴儿死亡率是国际上公认的基础健康指标，也是衡量经济社会发展和人类发展的重要综合性指标，与妇幼保健工作直接相关。有研究表明，70% 以上的传染病患者是儿童，因此能否有效控制传染病的母婴传播和婴幼儿传染病，将直接影响传染病总发病率；而能否有效降低婴儿死亡率则对人均期望寿命有很大影响。母婴安全是妇幼健康的前提和基础，也是妇幼健康的核心。"母亲安全、儿童优先"是妇幼保健工作的准则。随着联合国千年发展目标的落实，各国政府越来越重视妇女儿童的健康状况，妇幼保健服务的质量及可及性得到不断提高，妇女儿童的健康状况逐渐改善。妇幼健康不再仅仅是技术的问题，而是被看作更广泛的能够普遍获得卫生保健的问题，已成为国家政治策略的一部分。国民经济和社会发展"十三五"规划、2011—2020 年中国妇女儿童发展纲要等国家重点规划都将孕产妇死亡率、婴儿死亡率作为主要健康指标，提出了明确的任务目标。

2013—2015 年，全国婴儿死亡率和孕产妇死亡率逐年下降，婴儿死亡率农村地区下降幅度高于城市，孕产妇死亡率城市地区下降幅度高于农村地区（表3-1）。从死亡原因来看，根据全国妇幼卫生信息分析报告（2016 年），2015 年全国婴儿主要死亡原因依次为早产或低出生体重（167/10 万）、出生窒息（132.1/10 万）、肺炎（126.3/10 万）、先天性心脏病（83.2/10 万）、意外窒息（54.7/10 万）、腹泻（25.8/10 万）、败血症（18.1/10 万）、颅内出血（9.8/10 万）、脑膜炎（4.7/10 万）、神经管缺陷（3.1/10 万）。城市婴儿的前 5 种主要死亡原因依次为早产或低出生体重、出生窒息、肺炎、先天性心脏病、意外窒息；农村婴儿的前 5 种死亡原因依次为早产或低出生体重、肺炎、出生窒息、先天性心脏病和意外窒息。全国孕产妇主要死亡原因依次为产科出血（4.2/10 万）、心脏病（3.3/10 万）、妊娠期高血压疾病（2.3/10 万）、羊水栓塞（1.9/10 万）、静脉血栓及肺栓塞症（1.2/10 万）、肝病（1.0/10 万）、肺炎（0.5/10 万）、产褥感染（0.1/10 万）。城市孕产妇的前 5 种主要死亡原因依次为产科出血、心脏病、羊水栓塞、妊娠期高血压疾病、肝病；农村孕产妇的前 5 种主要死亡原因依次为产科出血、妊娠期高血压疾病、心脏病、羊水栓塞、产褥感染。由此可见，我国在孕产期保健服务质量、内科合并症的筛查、危急重症救治等母婴安全保障方面仍然有很大的提升空间。

表 3-1　2013—2015 年全国婴儿死亡率和孕产妇死亡率

	婴儿死亡率（‰）			孕产妇死亡率（1/10 万）		
	2013 年	2014 年	2015 年	2013 年	2014 年	2015 年
全国	9.5	8.9	8.1	23.2	21.7	20.1
城市	5.2	4.8	4.7	22.4	20.5	19.8
农村	11.3	10.7	9.6	23.6	22.0	20.2

生育政策调整后，我国高龄高危孕产妇增加，孕产期合并症、并发症风险增高，危重孕产妇与新生儿管理救治任务进一步加重，对产科、儿科服务质量和安全带来严峻挑战；基层服务能力较为薄弱，危重救治网络尚不健全，妇幼健康优质资源分布不均；部分地区母婴安全形势不容乐观。因此，在当前和未来一个时期，满足新增生育服务需求，保障母婴安全的形势面临新的挑战。随着我国经济发展进入新常态以及群众健康理念发生转变、医药技术创新，妇女儿童健康需求持续增长和升级，对保障母婴安全服务的质量和效率提出更高要求，也为母婴安全服务外延拓展和内涵提升提供了新的发展空间。

保障母婴安全，要始终坚持预防为主、防治结合的卫生工作方针，可以借鉴传染病防控的成功经验，从体系建设、资源配置、服务过程与管理等方面，采取措施全力维护每一位孕产妇和新生儿的生命健康。母婴安全问题对于促进全面健康具有十分重要的作用，虽然面临严峻挑战，但是能够通过一些措施和手段进行干预，因而针对母婴安全问题制定相关政策具有可行性。

二、母婴安全问题根源分析

本部分通过文献研究和专家咨询，查找母婴安全在卫生系统中存在的问题并进行总结、归纳和分析，界定问题的性质和内涵，参考 2007 年世界卫生组织提出的卫生系统框架，从服务提供、人力资源、信息、技术、筹资、领导和治理等六个方面，梳理分析影响母婴安全的关键问题。

（一）服务提供

1. 妇幼健康服务资源配置需要进一步优化

（1）各类妇幼健康服务机构保障母婴安全的能力有待加强。各级妇幼保健机构是为妇女儿童提供健康服务的专业机构，在减少孕产妇死亡和儿童死亡、提高出生人口素质、促进妇女儿童健康方面发挥了重要作用。根据全国妇幼卫生信息分析报告（2016 年），2015 年在上报房屋信息的 3042 所妇幼保健机构中，251 所机构无购建业务用房，其中 81 所机构为租用业务用房（地市级 7 所，县区级 74 所），163 所机构为借用业务用房（地市级 10 所，县区级 153 所）。全国省级、地市级、县区级妇幼保健机构业务用房面积达到标准的比例均较低。

基层医疗卫生机构人员短缺且技术素质较差，设施设备欠缺，妊娠风险识别能力和服务规范性较差，在孕产妇系统保健服务中的作用发挥不足。尤其是近年来国家和各地对助产技术服务机构的服务资质和范围作出了规定，包括对机构资质、人员标准、科室设置、房屋标准及药品标准等方面都有比较明确的要求，部分地区还取消了分娩量过少的基层医疗卫生机构的助产资格。深化医改的补偿政策和绩效工资政策也对基层医疗卫生机构的服务造成了一定的影响，产科风险大、收益不高，基层提供产科服务的积极性下降。

综合医院麻醉科、新生儿科、介入科、重症监护室（ICU）、血库、妇科、内外科、影像科等科室设置较为齐全，综合诊疗能力有利于妊娠并发症、合并症的诊疗及危重孕产妇的救治，但是多数综合医院尤其是三级综合医院的产科往往不会被列为重点发展科室，床位规模和医生数量有限，学科建设需要进一步加强。

危重孕产妇的疾病种类出现一定的变化，很多导致孕产妇死亡的原因并非产科因素，而是血液病、脑血管疾病、自身免疫性疾病等，由于没有及时的诊断和救治，导致出现不良结局。针对这种情况，应及时充实救治中心力量，加强区域化救治中心建设，但是我国很多地区普遍存在区域化救治中心建设不足、救治能力不强等情况，从而导致患者错过最佳治疗时机，影响治疗效果。

（2）产科资源不能满足新生育政策下的妇幼健康需求。随着我国经济水平的不断提高以及医药卫生体制改革的逐步深化，产科床位等卫生资源也相应有所提高和改善，数量上呈现逐年增多的趋势，但是现有产科床位资源配置仍难以满足新生育政策下的人群需求，其中中部地区需再配置的产科床位数最多，其次为东部地区，中部地区主要体现为产科床位的绝对值不足，而东部地区主要显示为部分地区优质资源短缺（结构性短缺）。

（3）各级妇幼健康服务机构的孕产期保健服务职责分工不够明确。2011年卫生部制定印发的《孕产期保健工作管理办法》和《孕产期保健工作规范》明确了孕产期保健以保障母婴安全为目的，卫生行政部门负责孕产期保健工作的监督管理，妇幼保健机构负责孕产期保健技术管理的具体组织和信息处理工作，并对医疗保健机构、乡镇卫生院、社区卫生服务中心、村卫生室（所）、社区卫生服务站在孕产期保健服务、信息管理及业务培训中的工作职责进行了说明。《孕产期保健工作规范》中还阐述了包括孕前、孕期、分娩期、产褥期的孕产期全程系列保健服务及高危妊娠管理工作的内容。然而不同层级医疗卫生机构如省级、地市级、县区级妇幼保健机构，以及二、三级医疗机构在孕产期保健和危重孕产妇救治中的具体职责与服务内容未予明确，各级医疗卫生机构间未形成分工协作、上下联动的协同工作机制，产妇无序就诊情况严重，不但造成优质资源浪费和供需矛盾加剧，而且不利于孕产期保健服务的规范开展和分级管理，部分高危妊娠未得到及时发现、管理与处置，导致住院分娩时危急重症增多，转诊、会诊、抢救流程不顺畅，增加了孕产妇死亡风险。此外，妇幼保健与计划生育服务在服务对象、服务内容及方式上具有很大的相似性，尤其孕产期保健服务是两者共同的核心内容，在孕前、孕期、分娩期、产褥期等各个阶段存在相似和交叉，而妇幼、计生部门各自为政，妇幼保健机构与计划生育服务站的重复建设造成了资源浪费及服务的"碎片化"，在实际工作中给服务对象带来了诸多不便，也不利于两个机构的健康发展。

（4）妇幼健康服务机构的就诊环境和服务态度有待改善。妇幼保健机构的主要服务对象为妇女和儿童，其就诊体验和医疗需求有其特殊性。根据刘智等对我国30家省级妇幼医院妇产科门诊和儿科门诊患者及其家属的就医满意度的研究，妇产科门诊患者和儿科患者家属均对就诊环境最不满意。"接诊医生的医术"是影响妇产科门诊患者和儿科患者家属总体满意度的共同因素，"遇到问题时有工作人员及时解答和引导"是影响妇产科门诊患者总体满意度的重要因素，"乘坐电梯便捷"是影响儿科患者家属总体满意度的重要因素。根据陈吟等对我国33家妇幼医疗机构住院患者满意度的研究，妇幼医疗机构住院患者的满意度最低的指标为"我表扬和投诉医护人员的渠道畅通"；对妇幼医疗机构住院患者总体满意度影响最大的为"本次住院费用明白、合理"，其次是"我感受到了医护人员给予我的尊重和安慰"、"医生耐心询问病情"和"护士态度和善"。

2. 危重孕产妇转运与救治机制不完善　尽管孕产期保健服务中高危妊娠管理已对医疗卫生机构转诊、会诊、接诊、救治高危孕产妇及信息反馈做出了明确要求，但在实际操作的各个环节均存在一定的问题：一是缺乏明确、具体的转诊标准，导致不必要转诊或延误诊治；二是部分转诊没有医疗机构间的事前联系，多为患者自行前往上级医疗机构就诊，既没有专人护送，也未能携带病史小结，患者就诊途中存在风险，也不利于接诊机构对病情的掌握和及时救治；三是基层医疗卫生机构存在"转不出"（上级医疗机构无床位等原因）、"请不到"会诊的困境；四是部分医疗机构存在危重孕产妇急救设备不齐全、流程不合理、转运路程不便、人员到位不及时、抢救不规范等问题。上述问题严重影响了危重孕产妇的会诊、转诊和及时救治，需要完善危重孕产妇转运与救治机制，加强医疗机构危重孕产妇救治能力，理顺各级医疗机构的会诊、转诊关系并严格管理。

3. 妇幼健康服务利用不充分

（1）死亡孕产妇规律产检情况堪忧。按照《孕产期保健工作管理办法》和《孕产期保健工作规范》的要求，孕期应当至少检查5次，其中孕早期至少进行1次，孕中期至少2次，孕晚期至少2次，发现异常者应当酌情增加检查次数。而世界卫生组织建议，应该至少有8次产前检查。根据《全国妇幼卫生监测及年报通讯》，我国孕产妇产前检查率维持在较高水平，2013—2016年全国孕产妇至少1次的产前检查率维持在95%以上的高水平，5次及以上产前检查率维持在92%以上。然而，死亡孕产妇产前检查次数少于5次的占比仍较高。2014年、2015年、2016年死亡孕产妇产前检查次数少于5次的比例分别为51.7%、51.1%、52.5%，少于8次的比例则分别为83.3%、84.5%、82.9%。虽然死亡孕产妇未做产前检查的比例可能有降低的趋势，但少于5次产检的比例仍过半，少于8次产检的比例超过80%，需要进一步加强孕产妇保健系统管理。

（2）服务利用逐年改善，但城乡、区域间仍存在差距。从孕产妇系统管理率、产前筛查率、产后访视率、新生儿访视率等妇幼健康服务利用相关指标分析，

2010—2015 年我国各省妇幼保健服务利用率呈上升趋势，孕产妇系统管理率由 84.1% 上升至 91.5%，产前检查率由 94.1% 上升至 96.5%，产后访视率由 90.8% 上升至 94.5%，新生儿访视率由 89.6% 上升至 94.3%。但是，全国妇幼健康信息分析报告和全国妇幼卫生监测及年报通讯显示，城乡间妇幼健康服务的利用仍存在一定差距，例如 2015 年孕产妇系统管理率城市地区为 92.4%、农村地区为 90.6%，新生儿访视率城市地区为 95.2%、农村地区为 93.6%。同时，东、中、西部地区之间妇幼健康服务利用指标也存在一定差异。

（二）人力资源

1. 产、儿科医生及妇幼保健人员缺口较大，分布不均衡，不能满足新生育政策下的服务需求　根据 2015 年部分学者的研究，按照每 10 张产科床位需要配置 6 名产科医生进行测算，为应对"全面二孩政策"下出生人口高峰，全国需要新增配置 44 087—59 402 名产科医生，对于不同地区而言，中部地区需要新增配置的产科医生数量最多；2016—2020 年妇幼保健人员需要 114 459—117 068 名，缺口达 62 576—65 185 名，供需比值在 0.44—0.47，东部地区妇幼保健人员需求总量大于中部地区，西部地区最小；儿科医生短缺更为明显，2016—2020 年全国需要儿科医生 304 054—307 282 名，缺口 195 059—198 287 名，供需比仅为 0.35—0.36，数量严重不足，就不同地区来说，东、中、西部地区的儿科医生数量缺口差别不大，但从供需比来看，东部地区供需比相对较大，而中、西部地区供需比接近。

2. 妇幼卫生人力资源配置存在差异　2008—2016 年，我国妇幼保健机构卫生人力资源总量、每万人口卫生人力资源总量均持续增长，但增加幅度存在一定的差异，各省妇幼保健机构卫生资源间的公平性逐步改善，这也表明 2009 年中共中央、国务院发布《关于深化医药卫生体制改革的意见》以来，我国妇幼保健机构人力资源建设取得了一定的成就。但是目前每千人口卫生人力资源数与发达国家相比仍有一定的差距，2007—2016 年日本和澳大利亚每千人口护士数和助产士数分别为 11.20 人和 12.60 人，我国每千人口护士和助产士数为 2.3 人，每千人口妇幼保健机构注册护士仅为 0.06 人。同时，妇幼保健机构卫生人力资源配置的地区差异依然存在。相较于中西部地区，我国东部地区的大部分省份经济水平较高，发展速度较快，拥有的妇幼保健机构人力资源数量相对丰富。

3. 妇幼保健机构人员编制不能满足现阶段的发展需要　随着我国卫生健康事业的快速发展，妇幼保健机构中工作人员需求量正在逐年增加，而妇幼保健机构定额编制数量较少。受人员编制数量的限制，妇幼保健机构无法及时补充相关工作人员，导致妇幼保健机构技术人员缺乏。同时，妇幼保健机构中聘用人员增加了机构的经济压力，也不能够保证相关人员的福利待遇，这就使得员工的流动性较大。根据全国妇幼卫生健康信息分析报告（2016 年），2015 年全国妇幼保健机构总职工数为 41.6 万人，其中省级妇幼保健机构实际在职职工总数为 26 675 人，地市级妇幼保健机构实际在职职工总数为 128 439 人，县区级妇幼保健机构实际在职职工总数为 260 466 人。全国妇幼保健机构编制总数将近 27 万人，编制职工占总共职工数的 64.9%。从总数上看，职工总数和编制之间的缺口达到 14.6 万。

4. 人员质量有待提高，尤其是基层妇幼保健机构人员的学历和职称构成情况亟须改善　随着医药卫生体制改革不断深入，在实施妇幼保健机构的队伍建设工程中逐渐显现出一些结构性问题，妇幼保健机构人员队伍结构和分布有待改善。同时，一些妇幼保健机构队伍中的工作人员缺乏现代化的管理理念和专业背景，难以支撑起现代化妇幼保健机构的管理要求。根据全国妇幼卫生信息分析报告（2016 年），省级、地市级、县区级妇幼保健机构中本科及以上学历卫生技术人员比例分别为 68.7%、58.8% 和 33.9%，硕士及以上学历卫生技术人员比例分别为 21.0%、8.0% 和 1.3%。妇幼保健机构中，特别是一些县级的妇幼保健机构，人力资源结构严重不合理，在妇幼保健机构内部高级技术职称所占的比例较少，无法满足妇幼保健机构的发展需要。各级妇幼保健机构卫生技术人员的职称结构均以初级职称人员所占比例最高（占 48.7%—53.9%），其次为中级职称人员（占 21.4%—27.7%）。

（三）信息

1. 信息技术在母婴安全领域应用广度和深度不够　根据全国妇幼卫生信息分析报告（2016 年），省级、地市级、县区级妇幼保健机构的妇幼保健信息系统拥有率分别为 56.7%、44.9%、33.8%，地市级、县区级比例较低。健康大数据、人工智能、移动诊疗、物联网技术在妇幼健康服务提供、流程优化、机构管理、区域管理中的开发、应用和推广还十分有限，影响了妇女儿童获得健康服务的便捷性和及时性。妇幼保健机构对于远程医疗技术的应用主要为远程诊断会诊，在远程教育培训、病例讨论、病理诊断等方面的应用不够理想；物联网技术的应用主要集中在护理方面，在医院后勤管理、对健康状态及慢性病的实时监测方面应用较少。妇幼健康大数据的整合和应用在动态监测母婴健康安全形势、掌握妇女儿童健康状况、了解妇女儿童健康需求和提供决策支持等方面的作用发挥不足。缺少专业技术管理人员、监管体系、标准规范、设备准入管理，以及数据质量、信息安全等问题制约了"互联网 + 妇幼健康"的发展。

2. 母婴安全相关信息的获取渠道较多，但信息可靠性、科学性、规范性不足　根据相关文献研究结果，随着移动互联网的发展，需方获取母婴安全相关信息的主要方式包括手机互联网、妇产儿科医生、电脑网络、亲友和孕妇学校，其中利用率最高的途径是手机互联网和医生，目前互联网平台发布的信息量虽大但联系实际需求不紧密，且科学性有待鉴别。我国产儿科等专业人员不足，满足孕产妇母婴保健信息需求的时间和精力有限。相关机构需利用手机应用软件和公众号推送医生讲课视频、图片或文字，确保需方方便获取可靠、科学、规范的母婴安全相关知识，弥补目前手机互联网在提供母婴安全相关知识方面的不足。

（四）医疗保健技术

2016 年，我国 60% 以上的孕产妇死亡由 5 个因素造成：产科出血（23.5%）、羊水栓塞（10.9%）、心脏病（10.2%）、静脉血栓及肺栓塞症（8.9%）、妊娠期高血压疾病（7.8%）。上述因素中，有的是直接产科原因（产科出血、羊水栓塞、妊娠期高血压疾病），有的是间接产科原因（心脏病、静脉血栓及肺栓塞症），其根源在于保健服务获取的及时性较差或保健服务质量不高，而不在于复杂的技术和药物。孕产期保健技术与方法众多且基本成熟，是否适宜于基层及是否被规范应用才是降低孕产妇死亡率和婴儿死亡率的关键。随着高龄高危孕产妇的增加，威胁母婴安全的危险因素也发生了变化，一方面应加强科技创新，开发母婴健康新技术新产品，另一方面应该更加重视新技术向临床转化，遴选"安全、成熟、价廉、易实施、参与度高且效果明显"的母婴健康适宜技术向基层推广。

（五）筹资

各级妇幼保健机构作为政府举办的公共卫生机构，承担着辖区妇幼健康服务与业务管理工作，其收入主要来自财政补助、上级补助和业务收入三方面，财政补助应该是其经费补偿的主要方面。近年来，妇幼保健机构财政补助总量逐年递增，但从整体上来看，补偿力度依然不足。2015 年，省、地市、县区三级妇幼保健机构的补偿结构中，财政补助收入分别占其总收入的 12.4%、15.6% 和 30.9%，业务收入分别占 85.1%、82.4% 和 67.0%。财政投入占各级妇幼保健机构总收入的比例仍然较小，妇幼保健机构的人员经费支出远远超过财政补助收入，省级、地市级、县区级分别超出 178.6%、133.2% 和 17.5%。财政补助的不足影响了各级妇幼保健机构公共卫生职能的履行。危重孕产妇和新生儿预警、转诊及救治工作也缺乏持续性的经费投入，加上由于部分患者经济困难，医疗卫生机构执行"先抢救后付费"政策，在已经实施救治后，患者家属难以承担相应的医疗费用而出现欠费现象，欠费得不到及时补偿，加重了医疗卫生机构的经济负担。

（六）领导和治理

1. 多部门协同机制有待健全　卫生行政管理部门及妇幼健康服务机构"将妇幼健康融入所有政策"的多部门协同机制亟待完善，综合治理能力有待提升。不同类型、不同层级的妇幼健康相关机构协同和融合程度还明显不足，如妇幼保健机构与综合医院、基层医疗卫生机构及其他公共卫生服务机构协同联动的主动性不够，不利于妇幼健康服务的有效融合。基层医疗卫生机构在推进妇幼健康服务中的作用尚未充分发挥。妇幼保健机构内部临床与保健部门协同机制还不够完善，服务有效融合不足。

2. 母婴安全工作绩效评价机制有待完善　母婴安全的核心指标——孕产妇死亡率、婴儿死亡率是衡量一个国家或地区健康水平、社会发展的主要指标，中国妇女儿童发展纲要、国民经济与社会发展规划等重要文件中将母婴安全核心指标纳入各级政府目标考核，保障政府部门对母婴安全工作的充分重视和职能履行。然而对于医疗卫生机构及相关人员，母婴安全工作的绩效评价机制尚不完善，监督评价需进一步落实。

三、母婴安全政策方案研制

笔者所在研究团队在明确影响母婴安全关键问题的基础上开展文献研究，全面梳理分析改善母婴安全相关问题的策略措施，咨询妇幼保健、妇幼临床医学、妇幼卫生政策、卫生体系、卫生管理等领域的专家，确定解决母婴安全问题的政策思路，明确政策目标，提出解决方案，从优化妇幼健康服务资源配置、加强妇幼健康服务、推动科技创新和成果转化、建立保障母婴安全工作机制等方面提出保障母婴安全的政策方案，为政策制定者出台母婴安全政策提供参考。

（一）优化妇幼健康服务资源配置

妇幼健康服务资源是指妇幼卫生服务体系中的经济资源，为区域妇幼卫生规划的核心，是实现"为居民提供公平、有效、方便、价廉的卫生服务"战略目标的关键因素之一，主要包括卫生硬资源和软资源，前者指人力、物力、财力等有形资源，后者指信息、技术、政策与法规以及管理等无形资源。随着生育政策的调整和完善，住院分娩、危重孕产妇和新生儿救治以及预防出生缺陷等任务也会进一步加重，因此对妇幼健康服务资源的要求也相应提高，亟待进一步加强配置。

一是尽快调整扩增妇幼健康服务资源。省、地市、县区各级要在摸清区域内现有产科服务资源底数的基础上预估新增生育峰值，合理测算需求缺口，以"调整存量、做优增量、补齐短板、提升能力"为原则，充分利用各级各类医疗机构现有资源，通过科室间、科室内床位调整等方式，尽快扩增产科床位。生育服务需求大的重点地区可探索分级建档制度，合理分流，引导孕妇根据风险评估结果合理选择建档机构。加强省、地市、县区三级妇幼保健机构建设，在县级医疗机构建设项目中着力提高产科服务能力，解决妇幼健康服务资源总体不足和结构性短缺的供需矛盾。

二是积极推进优质妇幼健康服务资源下沉。为充分发挥基层医疗卫生机构在孕产妇保健服务中的作用，提高基层医疗卫生机构服务能力，可以通过组建妇幼健康服务联合体、远程医疗、对口支援等方式，促进优质妇幼健康服务资源向基层下沉。鼓励提供妇幼健康服务的省、地市级医疗机构与县级医疗机构，县级医疗机构与基层医疗卫生机构纵向联合，联合体内部可通过项目合作、联合病房、学科帮扶、远程会诊等形式加强合作，形成分工协作、上下联动的工作机制，共建共享，提升整体服务能力和效能。引导区域间提供妇幼健康服务的医疗机构围绕学科建设互帮互助、优势互补，促进区域间妇幼健康服务能力均衡发展。

三是提升孕产妇和新生儿危急重症救治能力。省、地市、县区可以依托产儿科实力突出和综合救治能力较强的医疗机构，加快孕产妇和新生儿危急重症救治能力建设，建立孕产妇和新生儿危急重症救治中心。完善服务设施，加强人员配备，健全运行机制，畅通危急重症救治绿色通道，逐步建成分级负责、上下联动、应对有序、运转高效的孕产妇和新生儿危急重症急救、会诊、转诊网络。

四是加强急需紧缺专业人才培养使用。加快儿科医师、产科医师、助产士人才培养。在有条件的高校探索开设大学本科助产相关专业，加大儿科学专业本科、研究生招生。实施助产士转岗培训计划，加强儿科、妇产科和助产士专业方向的继续医学教育。在基层卫生人员培训中加强妇幼健康服务知识技能培训。组织符合条件的妇幼保健机构积极承担住院医师规范化培训工作任务，加强妇幼保健专业内容培训。完善医疗卫生机构绩效评价和人才激励机制，在绩效工资内部分配等方面对儿科医师、产科医师、助产士、护士等给予倾斜，改善医护人员待遇，增加岗位吸引力。

（二）加强妇幼健康服务

优质的妇幼健康服务有助于降低孕产妇和婴幼儿死亡率，是维护妇女与儿童健康的关键和保障。针对妇幼健康服务提供中存在的问题，从推进防治结合、加强生育全程基本医疗保健服务、推广便民利民服务措施等方面采取措施，优化妇幼健康服务。

一是推进防治结合服务。由于妇幼保健机构与其他各级各类医疗机构之间、妇幼保健机构内部的服务融合不足现象比较突出，保障母婴安全工作需要加强保健与临床相结合，建立有利于防治结合的妇幼保健机构运行新机制。建议以妇女儿童健康为中心，以妇幼保健机构评审为抓手，推动妇幼保健机构内部改革，规范设置业务部门，实现保健与临床业务实质融合。推进以妇幼保健机构为主体，与公立妇产医院、儿童医院有机结合，建立区域内防治结合的妇女儿童健康综合服务模式。

二是加强生育前咨询与服务。按照世界卫生组织对母婴安全从结果到过程"使妊娠更安全"的三个核心要素——弱势群体、妊娠相关疾病及综合干预"关口前移"的要求，妇幼健康服务应突出关口前移，加强生育前咨询与服务。我国孕产妇，尤其是农村孕产妇的母婴健康素养水平普遍较低，缺乏接受孕产期保健服务与提升妊娠风险防范意识的正确引导，是导致许多不良妊娠结局的主要原因。对孕产妇进行母婴保健知识健康教育能够有效提高孕产妇保健知识知晓率，明显提高孕产妇保健行为和保健技能评分。孕前保健与孕前咨询对于女性成功妊娠及良好的预后也具有重要作用，通过认识和改变备孕妇女的生活方式、行为习惯，干预其不良医学状况（如罹患某些疾病、服用某些药物等）并降低相关的社会风险，可以有效减少围产期高危因素、降低围产期疾病的发生率和死亡率。因此，建议设立生育服务咨询室，提供有针对性的综合服务，规范提供科学备孕指导、妊娠风险提示等服务。

三是做好孕产期系统管理。根源分析发现，死亡孕产妇接受 5 次或 8 次以上产检的比例较低，需要进一步加强系统管理，筛查危险因素，识别高危孕产妇，严格实行高危孕产妇专案管理，密切监测，治疗妊娠合并症和并发症。高危妊娠是指孕妇妊娠期间合并病理或致病因素，严重威胁孕妇及胎儿的生命安全。随着生育政策的调整，高龄产妇数量增加，该类人群不仅病理妊娠发生率、妊娠并发症和合并症的发病风险增高，还因前次剖宫产后再次妊娠、瘢痕妊娠伴发瘢痕憩室、前置胎盘并胎盘植入、子宫破裂等造成产时和产后出血的风险大大增加，导致孕产妇、新生儿死亡率和出生缺陷发生率升高。大部分妊娠风险因素通过孕期筛查、指导及管理，可有效地预防、消除和避免，因此从首次建册起便进行孕产妇风险因素初筛、评级，并按照"色标法"加强孕期保健分类管理，将高危孕产妇作为重点人群，建立专门健康档案，由专人负责实施针对性的干预和全程跟踪管理，对高危因素进行动态监测，可保障高危孕产妇获得系统规范的孕产期保健服务和及时有效的救治，对提高围产期保健质量、降低孕产妇围生期并发症及新生儿并发症发生率、改善妊娠结局具有重要意义。

四是强化危急重症转运救治。根源分析显示危重孕产妇转运与救治机制不完善，存在缺乏明确、具体的转诊标准，转诊程序不规范，危重孕产妇在医疗机构间转运不通畅，接诊医疗机构设施设备不齐全等问题。需要完善孕产妇和新生儿危急重症转诊、救治网络，保障危重孕产妇和新生儿及时转运救治，确保有效衔接和绿色通道畅通。

五是推广便民利民服务措施。围绕妇女儿童医疗保健服务需求，优化诊室布局及诊疗流程，营造环境温馨、干净整洁、安全舒适的就诊环境。完善自助服务设备，提供便民服务设施，在儿科和儿童保健门诊积极设立母乳喂养室。全面开展孕产妇、儿童预约诊疗服务，逐步推广预约住院分娩。积极推行"互联网＋妇幼健康"服务模式，主动公布助产机构名单，有条件的地区要动态公布产科床位预约情况，引导群众有序就诊。广泛提供在线预约诊疗、候诊提醒、缴费支付、诊疗报告查询等便捷服务，切实改善群众就诊体验。

（三）推动科技创新和成果转化

科技创新可以为妇幼健康事业的可持续发展提供动力，通过开发母婴健康相关新技术，开展卫生技术评估，遴选并推广适宜技术，能够为保障母婴安全提供技术支持。发挥科技创新在妇幼健康服务中的引领作用，打造妇幼健康高新技术平台，针对主要健康危险因素开展重大科技攻关。加强基础研究和科技创新，开发推广妇幼保健、生殖健康、避孕节育和优生优育新技术新产品，促进成果转化和技术进步。加强妇产科学、儿科学、妇幼保健学、遗传学、生殖医学等重点学科和国家级重点研究基地建设，加快适宜技术推广，使科技创新助力妇幼健康事业发展。创新母婴保健技术评估机制，规范新技术向临床应用转化。

（四）建立母婴安全保障工作机制

一是建立孕产妇死亡个案报告机制。妇幼卫生信息监测与评价是了解影响妇女、儿童的主要健康问题，评价妇幼卫生工作成绩的重要手段，为优化政府妇幼卫生决策提供参考依据。在孕产妇死亡监测和年报基础上，建立孕产妇死亡个案月报制度，动态掌握产妇分娩、高危孕产妇、孕产妇死亡及服务资源利用情况，可为母婴安全形势研判、确定孕产期保健工作重点提供有力支撑，也是开展孕产妇死亡评审工作和建立约谈通报激励约束机制的基础。在孕产妇死亡个案月报制度的基础上，及时开展孕产妇死亡病例评审，系统回顾和分析孕产妇死亡病例，对共性问题进行集中通报，提出指导意见，落实改进措施，是监督相关责任人的行为、促使其提高服务质量的重要措施。

二是建立约谈通报机制。约谈通报机制简而言之是对母婴安全保障工作成效突出的单位予以激励，对母婴安全保障工作任务措施不落实、工作严重滑坡以及发生或存在严重医疗质量安全问题的单位予以问责与约束。问责机制是政策执行中最重要的机制，其核心是通过一系列制度安排，使政策的相关参与者能够真正树立一种高度的责任感和危机意识，并对那些由于个人行为失当或者违法、渎职、失职等在公共管理活动中造成的后果承担责任。在母婴安全保障工作中建立问责机制，使孕产妇保健、管理各个环节的相关参与者都能规范自己的行为，将工作的重心放在责任预防上，避免发生可预防的孕产妇和新生儿死亡。激励机制有利于调动机构和人员的积极性，通过激励影响行为，通过行为影响产出。对母婴安全保障工作成效突出的地区进行通报表扬，尽管是非经济性的激励，对相关参与者的行为调控也会发挥一定的正向作用。

三是建立母婴安全绩效评价机制。将孕产妇保健服务、会诊、转诊、危重症救治等过程中的行为规范以及可预防的孕产妇和新生儿死亡纳入绩效考核，并与机构财政投入、科室绩效奖金等挂钩，促使医疗卫生机构提高服务质量，规范服务行为，切实保障母婴安全。

四、母婴安全政策方案可行性论证

1. 保障母婴安全与国家政治制度、健康事业发展方向相一致　健康新理念引领母婴安全政策实施开启新征程，"大卫生、大健康"的发展理念要求在全社会形成大健康环境氛围，推动母婴安全政策相关管理体制和运行机制创新。"将健康融入所有政策，人民共建共享"的新时期卫生健康工作方针，要求整合妇幼健康领域相关政策，在各项公共政策制定和实施过程中融入健康因素，引导社会力量和公众广泛参与妇幼健康事业发展，增强妇幼健康服务的获得感、公平感、幸福感。为人民群众提供全方位全生命周期健康服务的目标，要求不断发现妇女儿童生命各阶段的健康问题和需求，拓展健康服务内涵。国民经济和社会发展"十三五"规划、2011—2020 年中国妇女儿童发展纲要等将妇幼健康核心指标和重点政策措施纳入政府工作目标考核，将卫生与健康事业摆在经济社会发展全局的重要位置，为未来一段时期母婴安全问题的改善提供了良好的外部环境和机遇。

2. 妇幼健康服务网络为母婴安全政策实施提供了有力保障　我国已建成以妇幼保健机构为核心，以基层医疗卫生机构为基础，以大中型综合医院、专科医院和相关科研教学机构为支撑的保健与临床相结合、具有中国特色的妇幼健康服务网络。2015 年全国共有妇幼保健机构 3078 家，妇产医院 703 家，儿童医院 114 家，妇幼保健机构卫生技术人员 291 361 名，妇产医院卫生技术人员 62 474 名，儿童医院卫生技术人员 51 116 名。各类妇幼健康服务机构在母婴安全问题相关服务链上进行资源共享，实现优势互补，不仅可以改善人群对相关服务的认知度，鼓励其主动利用相关服务，有利于各项妇幼健康工作的开展，还可以为服务对象提供连续性妇幼健康相关服务，有利于强化妇幼人群生命健康全过程管理。

3. 母婴安全是政府关注、社会关注、人民群众关注的重要问题　随着经济发展和人民生活水平的逐步提高，社会对母婴安全的关注与重视程度也逐步提高。世界卫生组织提出"妊娠人生大事，务使母婴安全"的号召，呼吁全球重视母婴安全。我国各级卫生健康行政部门围绕"保障母婴安全"的主题，采取健康讲座、健康咨询、健康义诊、送医下乡（村）、电视访谈等多种形式，积极传播婚前医学检查、孕前优生健康检查、孕期保健、安全分娩等妇幼健康相关知识，促进全社会携手关注母婴安全，提高妇幼健康共识，有利于健康行为的养成和健康服务的利用，更好地维护妇女儿童身体健康，促进和改善妇幼健康状况和生命质量。

五、母婴安全政策合法化

在母婴安全政策方案研制与可行性论证的基础上，国家卫生健康委等部门作为法定主体，按照系统协调、现实可行、稳定可调等原则，经过审查、通过、批准、签署和颁布等政策合法化过程，陆续制定发布了一系列规范性文件，指导各地加强母婴安全保障工作。2016 年 10 月 14 日，国家卫生计生委、国家发展改革委、教育部、财政部和人力资源社会保障部联合印发《关于加强生育全程基本医疗保健服务的若干意见》，要求优化妇幼健康服务资源配置、加强生育全程优质服务、完善妇幼健康服务模式并落实政策保障措施。2017 年 7 月 21 日，国家卫生计生委印发《关于加强母婴安全保障工作的通知》，确立了妊娠风险筛查与评估、高危孕产妇专案管理、危急重症救治、孕产妇死亡个案报告和约谈通报制度等母婴安全五项制度。2017 年 9 月 22 日，国家卫生计生委办公厅印发《孕产妇妊娠风险评估与管理工作规范》，明确了各级卫生行政部门、妇幼保健机构和各级各类医疗机构在孕产妇妊娠风险评估与管理工作组织实施中的具体职责及质量控制要求，并细化了妊娠风险筛查、妊娠风险评估分级、妊娠风险管理和产后风险评估工作等四个环节的具体工作流程和要求。2017 年 12 月 8 日，国家卫生计生委办公厅印发《危重孕产妇和新生儿救治中心建设与管理指南的通知》，紧紧围绕保障母婴安全主题，聚焦预防、减少孕产妇和新生儿死亡，对危重孕产妇和新生儿救治中心的区域组织管理、机构内部管理、业务管理及服务能力、设施设备配备、人员配置、工作制度等提出了明确要求。2018 年 4 月 27 日，国家卫生健康委印发《母婴安全行动计划（2018—2020 年）》，提出开展妊娠风险防范、危急重症救治、质量安全提升、专科能力建设、便民优质服务等五大行动。

第四章
妇幼卫生政策执行

妇幼卫生政策执行是政策过程的重要环节。美国政策学家艾利森提出，在达到政策目标的过程中，方案确定的功能只占 10%，而其余的 90% 取决于有效的执行。政策问题是否得以解决、政策目标能否实现都与执行环节紧密相关。对妇幼卫生政策执行情况开展研究，有利于决策部门掌握政策具体实施情况，了解执行中面临的困难与障碍，为及时调整、优化政策内容提供科学依据，从而保障政策目标的实现。本章简要介绍妇幼卫生政策执行的含义、特点和过程，重点阐述妇幼卫生政策执行的影响因素和妇幼卫生政策执行研究的理论模型，并通过研究案例具体阐述如何利用常用的理论模型开展妇幼卫生政策执行研究。

第一节　妇幼卫生政策执行概述

（一）妇幼卫生政策执行的含义

关于妇幼卫生政策执行，目前尚未有明确的定义。即便是在理论和学科体系相对成熟的公共政策领域，不同学者对政策执行的含义也有着不同的界定。妇幼卫生政策作为公共政策的组成部分，是公共政策相关理论在妇幼卫生领域的具体应用。因此，要想明确什么是妇幼卫生政策执行，首先需要厘清公共政策执行的含义。

公共政策执行的理论源于西方。学者普雷斯曼（Pressman J. L.）和韦达夫斯基（Widavsky A. B.）提出，政策执行是目标的确立与适合于达到这些目标的行动之间相互作用的过程。萨巴蒂尔（Sabatier P. A.）和马兹曼尼安（Mazmanian D. A.）将政策执行视为用法律、上诉法院决定、行政命令，或用议会决定、内阁政令的形式，实施一种基本政策决定的过程。琼斯认为，政策执行是指使一个项目生效的一系列行动，其中解释、组织和应用是诸多活动中最重要的；解释是把政策内容转化为一般人能够接受和可行的计划和指令，组织是指设立政策执行机构、拟定措施，应用是提供日常的服务和设备、支付经费，从而达到既定的政策目标。

国内学者在西方政策执行理论的基础上，结合中国实践，从不同角度提出了公共政策执行的含义。陈振明认为政策执行是一个动态过程，是政策执行者通过建立组织结构，运用各种政策资源，采取解释、宣传、实验、实施、协调与监控等各种行动，将政策观念形态的内容转化为实际效果，从而实现既定政策目标的活动过程。我国台湾学者林永波、张世贤提出，政策执行是一种动态过程，在整个过程中，负责执行的机关与人员组合各种必要的要素，采取各项行动，扮演管理者的角色，进行适当的裁量，建立合理可行的规则，培养目标共识，激励士气，应用协商化解冲突，以期成就某特殊的政策目标。

从上述定义可以看出，政策执行首先是一个动态过程，其次是为了实现既定的政策目标，然后是需要动用各种资源，最后是采取不同形式的行动将政策方案付诸实施。基于这些共同点，我们认为妇幼卫生政策执行是指为了实现妇幼卫生政策目标，通过一定的组织形式，运用各种政策资源，采取各种行动，把妇幼卫生政策内容变成现实的动态过程。通过妇幼卫生政策执行这一环节，观念形态的妇幼卫生决策得以转化为可操作的实践活动，能够调动相关人员和机构按照决策所确定的目标而行动。

（二）妇幼卫生政策执行的特点

1. 目标性 与其他妇幼卫生政策过程相比，妇幼卫生政策执行最显著的特征是目标性。妇幼卫生政策执行者采取的一切手段和行动、动用的各种资源都是为了实现既定的政策目标，脱离目标的政策执行是没有意义的。政策目标是政策执行的出发点，也是政策执行的归宿。政策目标具有规定性和统一性，一般情况下政策执行者无权随意变更政策目标，否则会造成政策运行过程和社会生活的紊乱。当然，如果实践证明政策目标设定不恰当，可以通过追踪政策执行过程、获取循证决策依据来修正政策目标。

2. 组织性 妇幼卫生政策执行是一种组织行为，因为任何一项妇幼卫生政策都不可能由几个人独立完成。特别是在我国，作为政策对象的妇幼群体庞大，作为主要政策执行者的妇幼卫生相关部门和机构众多，必须要通过有效的组织将政策执行分解为若干任务，再将任务分派给不同部门、不同层级、不同机构的人员来执行。此外，妇幼卫生政策执行的组织性还体现在对各种资源的有效集结和配置上。

3. 强制性 从政策文件类型来看，妇幼卫生政策涉及范围较广，既有国家层面的法律，如《母婴保健法》，也有卫生部门出台的用于指导具体行为的规章制度，如《关于加强生育全程基本医疗保健服务的若干意见》。无论哪种政策类型，妇幼卫生政策主要通过行政手段来实施，具有明显的强制性，只要组织或个人在政策适用范围内，就必须按该政策执行。违反相关政策必须承担一定的责任或者受到一定的处罚。

4. 动态性　正如妇幼卫生政策执行的含义所述，执行是一种动态过程。由于政策执行环境的复杂性、不确定性，即便是完美的政策方案，也可能在具体执行过程中遇到新情况，这就需要适时灵活地调整政策执行策略和计划，及时应对和处理面临的新问题。这种动态的调整和变化贯穿于政策执行的全过程，是确保实现政策目标的必然要求。

（三）妇幼卫生政策执行的过程

1. 政策宣传　妇幼卫生政策制定后，为顺利执行政策，首先要进行政策的宣传。政策执行过程涉及执行者和政策对象，要向他们宣传和传播妇幼卫生政策的意图与内容，使政策执行者深刻领会政策的精神实质，使政策对象认知和理解政策，从而达到统一思想、减少政策执行阻力、提高执行效率的目的。政策宣传方式有多种，包括对执行者开展培训、对政策对象开展宣传教育等。以国家贫困地区儿童营养改善项目为例，国家卫生计生委办公厅、全国妇联办公厅印发《2013年贫困地区儿童营养改善项目方案》后，项目省卫生行政部门和妇联负责开展本地区妇幼卫生服务人员的培训，同时做好项目的组织动员和社会宣传工作，面向家长和看护人开展健康教育活动，要求项目地区县、乡、村相关人员培训覆盖率和看护人健康教育覆盖率均达到 80% 以上，为有效推广使用婴幼儿辅食营养包（简称：营养包）奠定了坚实基础。

2. 计划制订　计划制订是实现妇幼卫生政策目标的必经之路，是保证妇幼卫生政策执行过程有序进行的重要条件。一般情况下，执行者应根据政策方案，结合实际情况，对政策总目标进行分解，编制出政策执行的路线图，明确工作任务和职责，并对执行政策所需的人力、物力、财力进行系统安排筹划。制订计划应遵循下列原则：①客观性原则，编制计划要切实可行、排除臆断，计划的各项指标既不保守也不冒进，对人力、物力、财力等条件必须做到"心中有数"，切不可含糊笼统；②适应性原则，编制的计划要有适应环境变化的弹性机制，特别是要有应对意外情况发生的防范机制；③全面性原则，编制计划要能够统筹方方面面、理顺各种关系，切忌顾此失彼，计划前后衔接、轻重缓急有层次，不同管理层次的计划各有侧重；④一致性原则，执行机构内部各职能部门要做到工作目标和政策目标保持一致，上下级的政策目标保持一致，以增强组织上的统一性和方向上的一致性。

3. 资源配置　资源配置是上级执行主体按照政策实施计划的规定，将需要进行的工作交付给特定组织和人员，并分配给其执行工作所需资源的过程。资源配置是妇幼卫生政策具体贯彻落实的保障，涉及组织人员、财力（经费）和物力（设备）等资源。组织人员是妇幼卫生政策执行的主要力量和责任承担者，对政策目标是否实现具有决定性作用。一般情况下，妇幼卫生政策执行的组织人员是指各级妇幼卫生行政人员和妇幼卫生服务人员，根据不同政策内容确定参与人员的范围；如果遇到非常规性或牵涉面较广的政策，则还会涉及除妇幼卫生健康部门外的其他部门或领域的人员，或者组建临时组织机构，比如《关于加强儿童青少年近视防控工作的指导意见》在实际执行层面就涉及卫生健康、教育和体育等不同部门。为了保证组织人员能够有效执行妇幼卫生政策，还应制定必要的规章制度，包括目标责任制度、检查监督制度和奖励处罚制度等。必需的财力（经费）和必要的物力准备应本着既能保证执行活动正常开展，又坚持勤俭节约的原则。只有做好充足的物质准备，才能为有效地执行政策创造有利的条件和环境。

4. 协调控制　妇幼卫生政策的执行涉及不同执行机构和执行人员，需要调动人力、财力、物力、信息等多种资源，必须要进行有效的协调与控制，方可保证政策顺利实施。协调是在妇幼卫生政策执行过程中，在执行系统的各部门各层次之间、执行系统与政策对象之间、执行系统与外部环境之间，沟通信息、统一思想认识和行动，以改善关系、调整行为、协同一致地实现政策目标和内容的活动。协调的主要方法包括会议协调、组织协调、权威协调、信息协调等。控制是为使政策实际执行状态与计划所要达到的状态实现一致而进行的管理活动。由于政策执行者对政策目标、内容和精神实质的理解等存在差异，以及政策执行者队伍素质的参差不齐和政策执行环境等因素的影响，政策执行的效果往往出现偏差，这就需要由一定的监督主体按照妇幼卫生政策的规范要求和标准，运用适当的监督方法和手段，对政策执行者及执行行为进行检查、监督和纠正。控制发生在妇幼卫生政策实施前、实施中和实施后，包括实施前的动力与阻力分析、实施中的实时控制、发现偏差随时纠正等。现代行政管理强调全过程控制，以发挥各种控制的综合功能，从而使政策目标圆满达成。

第二节　妇幼卫生政策执行的影响因素

对于妇幼卫生政策的制定者和执行者来说，了解妇幼卫生政策执行的影响因素有助于充分运用有利因素并规避不利因素的影响，从而促进妇幼卫生政策实现既定目标。一般而言，影响政策执行的因素可以归并为政策内容、政策执行主体、政策对象和政策环境等四个方面。本书在第六章专门介绍妇幼卫生政策环境，故在本节重点介绍前3个影响因素，并以某些研究结果为例，具体阐述部分因素对政策执行过程的影响。

一、妇幼卫生政策内容

妇幼卫生政策执行是否有效，与政策问题的性质和政策质量密切相关。

（一）政策问题的性质

妇幼卫生政策问题的性质直接影响政策的有效执行，具体涉及以下三方面因素。

1. 问题本身的复杂程度　政策问题越复杂，执行的难度就越大。政策问题的复杂程度取决于其成因、对社会生活的影响以及与其他社会问题的关联性三个方面。由于政策问题本身纷繁复杂，即使具备了较好的政策方案，在执行中仍然会遇到相当大的阻力和困难。

2. 问题本身所涉及的范围　一般来说，整体性的政策要比局部性的政策执行难度大，高层级的政策要比低层级的政策执行难度大。从现实情况来看，有的政策问题性质比较单一，所涉及的范围较小，那么针对此类问题所制定的政策，执行起来就相对容易，反之难度就会增加。

3. 问题带来的政策对象行为调适量　人们常习惯于某种成规，倾向于保守现状。因此，政策对象行为所需调适量越小，其抵制就越少，越有利于政策的执行。此外，不同问题涉及的人数会有相当大的差别。随着人员数量的增多，相互之间沟通、协调的难度也就加大，所需政府调节的行为量显然也会增大，这就增加了政策执行的难度。

（二）政策质量

在实际执行过程中，政策本身的质量优劣是一个重要的因素。高质量的政策是有效执行的重要基础和前提。政策质量的高低主要由以下三个要素来衡量。

1. 政策的合理性　妇幼卫生政策的合理性是其有效执行的根本前提。第一，一项合理的政策是建立在坚实的理论基础之上的，必须符合客观规律，并被人们正确地认识到。第二，合理的政策具有可执行性，具备执行所需的主、客观条件，如材料1所示，该政策对人员准入提出了过高的要求，导致诸多机构不具备客观条件，政策难以有效执行。第三，政策的合理性意味着决策者是理性的，是经过一番周密思考的，而非情绪性的、武断的。

材料 1：某地产前筛查/诊断政策的执行

某地制定了产前筛查/诊断相关管理制度，对产前筛查和诊断机构审查细则、人员标准、工作制度、技术操作规程等提出了明确要求。在实际工作中，由于技术难易程度的差别，产前筛查对人员的要求与产前诊断应该有所不同，但该制度规定二者采取同样的人员准入标准，从而导致很多机构由于缺乏符合条件的人员而无法开展产前筛查工作。

2. 政策的明确性　妇幼卫生政策具体明确是其有效执行的基础，主要体现在政策目标和行动计划上。目标具体明确是指目标的语言表达明确，可以通过一定的方式衡量，在政策执行机构的职权范围内并有明确的时限。行动计划明确是指行动步骤清晰有序、环环相扣，并且有明确的时间节点。目标模棱两可、行动计划含糊不清的政策让人无所适从，自然也难以顺利执行。

3. 政策的稳定性　妇幼卫生政策一经制定，应延续一段时间，只要政策问题没有解决，政策就要一直执行下去。必须坚持政策原则，不能经常变动、朝令夕改，否则将难以执行。只有出现了新情况、新问题，或者政策环境发生了较大改变，才能随之调整政策。即使在变化中，也要保持政策适宜部分的连续性，需对政策不适当的内容进行调整。

二、妇幼卫生政策执行主体

妇幼卫生政策执行主体是指负责组织落实妇幼卫生政策的人和组织，主要包括国家和地方政府妇幼健康相关行政机关、被赋予执行权的妇幼健康相关服务机构，以及供职于上述机关或机构的人员。任何妇幼卫生政策的执行活动最终都要依靠各级执行机关、机构和人员来进行。执行机关和机构掌握着实施政策的方法、技术和资源，是将政策贯彻于政策对象的施动者；执行人员的自身素质、政策水平、管理水平的高低直接影响着政策任务的成败。执行组织与人员自身的状况直接影响着妇幼卫生政策执行的成败和政策目标的实现与否。

（一）政策执行组织

1. 执行组织结构的合理性　一项妇幼卫生政策，特别是层级高的政策往往会涉及较多的部门和机构，由此构成政策执行组织。合理的执行组织结构是实现政策目标的组织保证，能实现"1+1 > 2"的整体功能。不合理的组织机构会大大增加因内耗而造成的组织功能损失风险。执行组织的合理结构要求组织的纵向结构层级化和横向结构专业化，层级化是指各级政府及部门的上下级之间的机构、职位、人员配备和责任、权力、工作程序的有序等级划分，专业化是指执行组织按政策目标、管理对象、权力责任和业务性质划分为若干个横向的职能部门。在现实工作中，横向结构专业化常需建立部门间的协作机制，如果部门间缺乏有效的协作机制，就会导致职责不清晰、合作不顺畅，难以共同推进政策执行。相反，如果部门间建立了有效的协作机制，政策执行将会形成良好的局面。以某省婚检政策执行为例（材料2），民政、卫生、计生、财政、妇儿工委等多部门在省政府的统一领导下建立了相互联动、无缝衔接的工作机制，有效推动了婚检政策执行及出生缺陷防控工作。

材料 2：某地婚检政策执行中的部门协作机制

本书编写组 2015 年的调研结果显示，在婚检政策实施过程中，某地打破部门局限，在法律框架下创建相关部门相互联动、无缝衔接的工作机制，有效推进了婚检政策的执行，建立了由政府分管领导负责，民政、卫生、计生、财政、妇儿工委等多部门参与的婚育综合服务工作厅联席会议制度，从管理、政策和资金等方面全面推动婚检工作。卫生部门作为婚检业务部门，会同民政部门加强婚育综合服务平台建设，提供足够的场地和优质的技术服务，进行婚育综合服务的协调指导以及开展相关宣传工作。民政部门积极配合开展婚检工作，部分地区甚至是由民政部门在占地十分受限的前提下，提供场地开展婚育综合服务，引导拟婚青年自觉参加婚检。宣传部门在卫生部门的协助下，进行婚检与出生缺陷等相关知识的宣传。财政部门安排资金推进相关工作。发改委将出生缺陷防控工作纳入经济和社会发展规划。教育部门将出生缺陷防治、艾滋病及地中海贫血（地贫）防治知识列入中学生健康教育内容。妇联、共青团、总工会、残联等充分发挥部门优势，有效推动了婚检及出生缺陷防控工作。

2. 政策资源的充足性　无论妇幼卫生政策制定得多么具体明确，如果负责执行政策的机构和人员缺乏必要的、充足的用于政策执行的资源，那么执行的结果也不能达到预期的政策目标。以下材料 3 和材料 4 分别列举了财力和人力资源不足对妇幼卫生政策执行的影响。正如前文所述，政策执行过程中必不可少的环节就是资源配置，若要实现政策目标，必须合理配备充足的人力、财力和物力资源。

材料 3：某地婚检政策执行中面临的财力资源问题

本书编写组 2015 年的调研发现，某地为推动婚检工作，制定了需方免费婚检政策，并明确规定政府按照每次婚检 160 元的标准给予婚检机构一定补偿。但在具体政策实施过程中，160 元的补助仅能覆盖检验试剂的成本，而不能完全覆盖医务人员劳务、婚检工作组织及设施设备等投入成本，增加了婚检机构的负担，在一定程度上影响了免费婚检政策的执行。

材料 4：某地助产人员培训政策执行中面临的人力资源问题

本书编写组 2017—2019 年的调查结果显示，某地为提升助产人员服务能力，制定了人员培训政策，要求全部基层妇幼卫生服务人员到指定的带教医疗机构进行为期 3 个月的进修培训。但在实际执行过程中，部分基层医疗卫生机构只配备了 1 名妇幼卫生服务人员，若其参加培训将影响正常业务的开展，因此机构无法派人员参加培训，不能实现培训全覆盖的目标。

（二）政策执行人员

任何一项妇幼卫生政策最终都要靠执行者来实施。执行者的素质包括对妇幼卫生政策的认同、对政策执行行为的投入、对工作的负责、创新精神、较高的政策水平和管理水平，是妇幼卫生政策得以有效执行的重要条件。执行者常见的能力障碍主要表现在两个方面：一是知识水平有限，对妇幼卫生政策精神理解不透，学习不够，领会不准，对中央和上级的有关政策浅尝辄止，不求甚解，导致政策在传达、宣传、执行中的失真、失当、失误，要么凭经验主观片面理解和执行政策，不能正确地体现政策目标，要么对上级政策作僵化的教条式的理解，使政策执行不能与实际情况相适应；二是责任担当不够，对政策贯彻不及时，行动迟缓，消极待命，特别是当政策执行者兼政策对象和执行者的双重角色时，为了局部或个人利益，地方保护主义思想严重，形成"上有政策，下有对策"的局面，对上面政策或是硬顶，或是软拖，或执行起来马马虎虎。总之，提高政策执行者的素养对于有效执行妇幼卫生政策是至关重要的。

三、妇幼卫生政策对象

政策执行能否达到预期目标，与政策对象有直接关系。妇幼卫生政策对象是指因政策执行，分配或调整了现有利益、改变或制约了相应行为的个人、群体或组织，是政策执行主体在实施政策过程中所发生影响和作用的承受者。政策能否达到预期目的，不是政策制定者一方的事情，也不是政策执行者能够完全决定的事情，而是在很大程度上取决于政策对象的接受程度。

戴维·伊斯顿（David Easton）认为，政策是对全社会的价值做权威性的分配。政策执行的实施必然是指向政策执行的目标群体，必然会影响到目标群体的利益分配，必然会剥夺一部分人的利益或者赋予其义务，这就必然会引起目标群体对政策执行的相应行为。一般而言，政策对象在政策实施中有两种选择：接受政策或不接受政策。政策对象服从和接受政策，政策执行就会顺利进行，取得预期政策效果。反之，该项政策执行会遭遇极大的阻力，执行过程困难重重，执行的有效性必然降低。

政策对象对政策执行的影响与政策对象的组织类型、经济状况、受教育程度、价值观和认知能力等方面有关。政策对象有四种类型，即：优势者群体、竞争者群体、依赖者群体和不正常者群体。优势者群体会积极寻求政治途径来影响甚至重整政策的执行过程，竞争者群体会主动参与政策执行并随时监督政策执行行为，依赖者群体和不正常者群体只有当某些强悍的外部压力出现时才可能参与到执行的利益表达中来。经济状况对政策对象的影响是最直接，也是最明显的，不同阶层的政策对象由于自身的收入水平不同，对社会价值和利益的权威分配的反应往往也不一样。政策对象的受教育程度主要影响政策对象的需求、对未来的预期，受教育程度越高，需求的层次也就越高，对未来的预期也就显得更为理性；同时，受教育程度的差别也使需求的满足方式不同，如受教育程度高的人，会更多关注信息方面的满足和政策执行时的参与。价值观决定了政策对象对政策执行的立场、态度等，而政策对象的态度是影响政策执行力的重要因素，如果政策的价值并未内化为政策对象的价值观或与政策对象的价值观不一，政策执行力就会大打折扣。政策能否有效执行还与政策对象对政策的理解和认知程度有关，如果政策对象的认知能力强，能较快地接受新事物，能够正确认识到短期利益和长远利益间的关系，能够较快地改变思维和行为习惯，政策执行就会比较顺利，反之则比较困难。材料 5 展示了妇幼卫生政策对象的受教育程度、价值观和认知能力对免费婚检政策执行的影响。

材料 5：政策对象对某地婚检政策执行的影响

　　本书编写组 2015 年项目访谈结果显示，某地制定了免费婚检政策，但部分群众因受教育程度低下，且受到宗教信仰、风俗习惯等因素影响，不愿或很难自觉接受婚检，对免费婚检政策的执行造成了一定的阻力。

第三节　妇幼卫生政策执行研究的理论模型

　　理论模型是基于已有理论和实践建立的，是对已有证据的总结梳理，能够为研究和分析某一主题提供思路和依据。20 世纪 70 年代中期以后，政策研究者从各种不同的角度来研究影响政策执行的因素，建立起若干政策执行的理论模型。这些模型为妇幼卫生政策研究者发现政策问题、分析和解决问题提供了有力的理论支撑。本节将从理论层面介绍妇幼卫生政策执行研究中常用的理论模型或分析框架，再从实践层面，以我国婚检政策为例，具体阐述如何利用系统模式开展妇幼卫生政策执行研究。

一、过程模型

　　过程模型是由美国学者史密斯（Smith T. B.）在其《政策执行过程》一文中首次提出的描述政策执行过程的理论模型，因而又称为"史密斯模型"。

　　史密斯认为政策执行所涉及的因素很多，但以以下四个为主要变量。

　　1. 理想化的政策　即合法、合理、可行的政策方案，具体包括政策的形式、类型、渊源、范围，以及社会对政策的认识。

　　2. 执行机关　通常指政府中具体负责政策执行的机构，包括执行机构的权力结构、人事配备及其工作态度、领导模式和技巧，以及执行人员的情况。

　　3. 目标群体　即政策对象，泛指由于特定的政策决定而必须调整其行为的群体，包括他们的组织或制度化程度、对领导的认知程度，以及先前的政策经验。

4. 环境因素　即与政策生存空间相关联的因素，包括政治环境、经济环境、文化环境、历史环境等。它是政策执行的路径依赖和影响因素。

图 4-1 描述了在政策执行过程中上述四个主要变量及其相互关联对政策执行效果的影响过程。史密斯用"处理"一词来表示对政策执行中各组成要素内部及彼此间的紧张、压力和冲突等关系的反应。

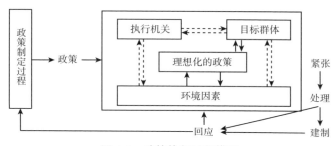

图 4-1　政策执行过程模型

二、互动模型

有些学者将互动模型称为"互适模型"。这一模型的构建者是美国学者麦克拉夫林（Mclanghin M.），其代表作是写于 1976 年的《互相调适的政策执行》。

图 4-2 展示了一定环境下政策执行者与受影响者的互适过程及与政策的关系，从中可以看出麦克拉夫林的互适模型至少包含以下 4 个逻辑认定：

（1）政策执行者与受影响者之间的需求和观点并不完全一致，基于双方在政策上的共同利益，彼此须经过说明、协商、妥协等确定一个双方都可以接受的政策执行方式。

（2）相互调适的过程是处于平等地位的双方彼此进行双向交流的过程，而不是传统的"上令下行"这种单向流程。

（3）政策执行者的目标和手段可随着环境因素、受影响者的需求和观点的改变而改变。

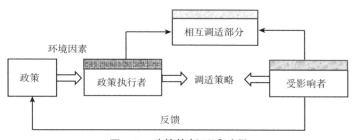

图 4-2　政策执行互适过程

（4）受影响者的利益和价值取向将反馈到政策上，从而影响政策执行者的利益和价值取向。

最后，他得出结论：成功的决策决定有赖于有效的政策执行，而有效的政策执行则有赖于成功的相互调适过程。

三、系统模型

系统模型又称"霍恩-米特模型"，是由美国学者霍恩（van Horn C. E.）和米特（Meter D. S.）提出的一个政策执行模型（图 4-3）。

他们认为在政策决定与政策效果这一转变过程之间存在许多影响两者的变量——既有系统本身，也有系统环境的因素。一个合理有效的政策执行模型须重视对如下六个重要变量的把握：

（1）政策的价值诉求，即政策目标与标准。

（2）政策资源，即系统本身实现价值的条件，包括人力资源、财物资源、信息资源、权威资源等。

（3）执行机构的特征及其整合程度。

（4）执行者的价值取向、行为能力、精神面貌等。

（5）执行方式，是指执行者之间、执行者与目标群体之间采取的互动方式，主要包括沟通、协调与强制。

（6）系统环境，主要包括政治环境、经济环境、文化环境、社会条件等。

这六个变量相互之间的联系，以及其与政策内容、政策效果的关系详见图 4-3。政策目标和政策资源作为政策内化因素，是政策有效执行的前提条件，直接作用于组织间沟通和执行活动、执行机构的特征、执行者的价值取向、系统环境等外在因素。政策目标影响组织间沟通与执行活动，政策资源影响组织间沟通与执行活动及政策执行者的意向；组织间沟通与执行活动、社会环境影响政策执行者的意向；政策执行机构所处的系统环境等对实施过程亦有影响。其中，组织间沟通与执行活动、执行者的价值取向因受其他因素影响尤为复杂而成为模型中较重要的两个因素。

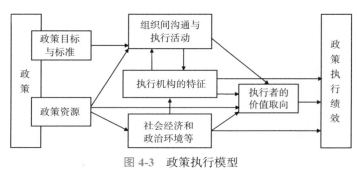

图 4-3　政策执行模型

四、循环模型

当代美国公共政策学者雷恩（Rein M.）和拉宾诺维茨（Rabinovitz F. F.）在 1978 年构建了一个以循环为特色的政策执行分析框架，又称为"雷恩 - 拉宾诺维茨模型"。

如图 4-4 所示，他们认为在环境条件的影响下，政策执行经历三个阶段，遵循三个原则。

三个阶段是拟定纲领阶段、分配资源阶段、监督执行阶段。

三个贯穿于每一阶段的原则是合法原则、理性原则、共识原则。

这是一个"上令下行"与"下请上达"的主动执行——监控的循环回路，强调了被人们忽视的监控对于有效执行的必要意义；体现了执行过程的开放性要求，也强调了一定的封闭性对于一个系统成长的必要性。

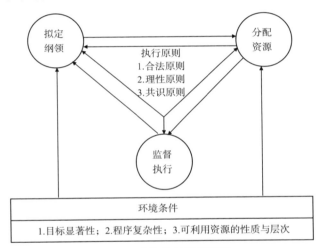

图 4-4 政策执行循环模型

五、博弈模型

用"博弈"论来分析政策执行，以美国公共政策学者巴德克（Bardach E.）为主要代表。他视政策执行为一种"游戏"或赛局（game），其间包括下列规定：

（1）竞赛者，即政策执行者与受影响者。

（2）利害关系，即竞赛可能的原因。

（3）竞赛资源，包括策略与技术等软资源与财经、权威等硬资源。

（4）竞赛规则，这是取胜的标准或条件，公平竞赛是最基本的规则。

（5）竞争者之间信息沟通的性质。

（6）所得结果的不稳定程度。

政策执行过程是相关参与者对政策目标的实现进行谈判和相互妥协的互动过程。政策执行过程中有利害关系的各方按照一定的规则行动，根据他方所采取的策略和手段来决定或者选择自己的最佳应对方式，政策执行的结果取决于各方的博弈结果。

六、综合模型

综合模型是由美国学者梅兹曼尼安（Mazmanian D. A.）和萨巴提尔（Sabatier P.）提出的，因此又被称作"梅兹曼尼安 - 萨巴提尔模型"。

从图 4-5 可以看出，政策执行是一个受多种变量影响的相当复杂、多视角的动态过程。梅兹曼尼安和萨巴提尔在"霍恩 - 米特模型"基础上，将影响政策执行的变量追溯到政策问题，也就是把政策问题也视为影响政策效果的一个重要变量。他们列举、分析了许多属于政策问题的影响政策执行的主要因素，并把这些因素归为三大类：政策问题的特性、政策本身的可控性变量和政策以外的变量。

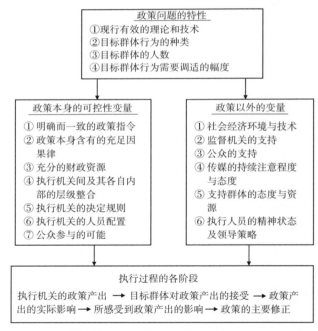

图 4-5　政策执行过程中的相关变量

可见，这一模型从多个视角大量地考察了影响政策执行的各种主要变量，为分析、指导政策执行提供了一个较完备的思考与实践框架。

第四节　妇幼卫生政策执行研究案例

　　上一节介绍了几种妇幼卫生政策执行研究的理论模型，每种模型包含的要素有所不同，关注点也有所区别。在研究实践中，应结合具体研究问题的特点，选择适宜的理论模型，然后在理论模型指导下收集资料并分析资料，实现既定的研究目标。下面将以我国婚检政策为例，具体展示如何利用系统模型分析妇幼卫生政策执行问题。为了更好地说明研究思路以及在研究中需要关注的关键问题，笔者在案例中加入了注解和点评。

研究案例：基于系统模型的我国婚检政策执行分析

研究背景

　　婚前保健服务（以下简称"婚检"）包括婚前医学检查、婚前卫生指导和婚前卫生咨询等内容，在控制传染性疾病、降低出生缺陷、促进生殖健康等方面发挥了重要作用。20世纪80年代，我国各地逐渐开展婚检服务。随着《婚姻登记办法》《母婴保健法》等法律法规的出台，婚检率逐步上升，2002年达到68.0%。2003年《婚姻登记条例》经修订，不再将婚检作为婚姻登记形式要件，婚检率由当年的53.4%骤降至2004年的2.76%，对出生缺陷等疾病的防控带来严峻挑战。为应对婚检率下降趋势，卫生部于2004年印发《卫生部关于免费开展婚前保健咨询和指导的通知》，要求各地医疗保健机构开展免费婚检。通过各方努力，2013年婚检率回升至52.9%，但仍低于2002年的水平。婚检工作虽取得了一定成效，但在法律法规、费用保障、部门间合作、广泛宣传等方面还存在一些问题和不足，导致婚检覆盖率整体偏低、工作发展不平衡及质量有待提升等诸多问题还比较突出。为进一步推进婚检工作，需要对婚检政策执行进行深入研究，系统梳理存在问题，发现导致问题的原因，提出完善我国婚检制度的政策建议。

> 我国婚检政策的调整及其带来的影响。

> 婚检政策执行中存在的问题。

> 研究的目的和意义。

理论框架

　　政策的有效执行是将政策目标转化为现实的唯一路径，政策目标的实现，90%取决于政策的有效执行，方案确定功能仅占10%。众多变量对政策决定与政策效果转变过程具有影响，这些变量既包括系统本身的因素，也包括系统环境因素。系统模型是较为经典的自上而下政策执行模式，其优点在于厘清政策执行中的各类影响因素，建立政策与政策执行之间的联系，并说明各变量间的关系。系统模型涵盖政策目标、政策资源、组织间沟通与执行活动、执行机构特征、执行人员价值取向、系统环境 6 个变量，决定政策与政策绩效间的转化。该模型先后经过各国学者的运用和修正，对政策执行效果的解释有较强的普适性，它结合了公共行政理论和传统政治学，以行政组织层级和自上而下指挥控制为核心，比较适合于自上而下的政治体制。我国婚检政策的实施需要自上而下层层落实，同时不同政府部门间存在职责交叉，需要部门间的协作才能完成目标任务。目前，我国正处于社会经济快速发展时期，社会环境对婚检政策的执行会产生一定程度的影响。

本研究从婚检政策目标、资源、执行方式、执行机构间特性、执行所处环境及执行人员认知六方面对我国婚检政策执行过程进行分析，检视我国婚检政策执行中可能存在的盲点，为婚检政策有效执行寻求可行路径。

资料来源

2015 年 2 月至 10 月，研究团队根据当时我国婚检率的高低分别选取了 A、B、C、D、E、F、G 和 H 等 8 个省（区、市）开展现场调研。每个省（区、市）选 2 个区（县、市）共纳入16 个区（县、市）的 25 家机构，包括 12 家妇幼保健院，10 个婚姻登记处，1 个卫生、计生、民政一体化便民服务中心，2 个婚育综合服务中心。通过访谈与座谈、问卷调查、现场考察等形式收集资料。座谈对象包括调研省、区（县、市）卫生和民政部门负责人，妇幼保健机构、婚姻登记处等机构工作人员，共座谈 15 次，同时对国务院妇儿工委、国务院法制办和民政部的相关知情人进行深入访谈 6 人次。访谈和座谈主要是了解调研地婚检制度设计、工作开展、跨部门协作、监管与激励等方面的做法及存在的问题，同时了解婚检服务相关人员对婚检的认知与态度等。

结果

婚检对控制指定传染病、降低出生缺陷、提高出生人口素质等具有重要作用，无论是《婚姻法》《婚姻登记条例》，还是《母婴保健法》《母婴保健法实施办法》等，与婚检有关的条款均以维护健康、促进家庭幸福为目标。在上述法律法规框

理论框架用于指导研究团队全面系统收集和分析资料。如前文所述，用于政策执行研究的理论模型有很多，应结合具体的研究主题选择适宜的理论模型，并解释应用特定模型的原因。

基于理论模型具体展示本研究的分析思路。

为全面准确获得研究所需资料，本研究采用了定性与定量相结合的资料收集方法。

具体研究方案详见附录。

该部分按照研究建立的分析框架，系统展示婚检政策的执行情况。

架下，A、C、D 等省相关部门因地制宜制定本土化政策措施，并提出了相应的工作目标，如 A 省将"提高婚检率与婚检质量"等指标在内的"妇幼健康计划"纳入政府惠民十件实事。A 省 a 市、C 省 a 市及 D 省 a 市对婚前医学检查的总体目标及具体目标进行了明文规定（表 1）。

调研地区制定了婚检政策目标。

表 1　A 省 a 市、C 省 a 市及 D 省 a 市婚检相关政策目标

地区	政策名称	总目标	具体目标
A 省 a 市	免费婚检实施方案	降低出生缺陷率，提高出生人口素质	确保 2011 年及以后实现全市城乡婚前医学检查率达 80% 以上，出生缺陷发生率明显下降
C 省 a 市	免费婚前医学检查实施方案	—	到 2014 年底，全市婚检率达 95% 以上；住院分娩新生儿出生缺陷发生率明显下降
D 省 a 市	关于开展免费孕前优生健康检查项目工作的实施意见	—	2011 年全市计划怀孕夫妇优生科学知识知晓率达 90% 以上，孕前优生健康检查覆盖率达 60% 以上；2012 年孕前优生健康检查覆盖率达 80% 以上

我国婚检制度大致经历了自费强制、自费自愿及免费自愿三个阶段，各阶段均涉及政策资源的开发与利用（表 2），但由于各阶段资源开发与利用程度不同，我国婚检率自 1994 年以来呈"V"形趋势，目前虽有回升，但总体效果不理想。在婚检作为婚姻登记必备条件阶段，政策资源明确，卫生与民政部门各尽其责，婚检覆盖人群不断扩大。2003 年修订的《婚姻登记条例》不再审验婚检证明，导致婚检人数骤降，如 D 省 2003 年后婚检率由 70% 急降至 3%；A、G 及 H 等省最低时在 2% 以下。为应对婚检率急剧下滑的局面，各地积极采取各项措施，如 D 省修订并实施的"D 省实施《中华人民共和国母婴保健法》办法"规定，备婚男女双方应当到经许可的医疗保健机构进行婚前医学检查，后者应当向接受婚检的当事人出具婚检证明且婚检证明中应当列明是否发现医学上认为不宜结婚的疾病，并规定了各方的职责。此外，各省市还加大投入力度，如 A、E 和 H 等省的婚检费用源于地方政府财政专项补助，C 省则从基本公共卫生结余经费中列支，D 省 a 市由新农合基金进行补助。服务提供方面各地则利用自身条件和现有资源，积极创新服务模式，探索建立起"婚育综合服务中心""民政进驻妇

调研地区投入的权威资源。

调研地区投入的财力资源。

幼""妇幼进驻民政"等一站式服务模式，并严格机构与人员准入，通过培训等措施改善和提升服务质量。

表2　我国婚检政策资源的开发与利用

政策资源形式	政策资源名称	发布时间	政策资源相关内容
权威资源	《中华人民共和国母婴保健法》	1994年	"患麻风病或性病未经治愈者禁止结婚"；"婚姻登记机关在办理结婚登记时，应要求当事人出具《婚姻登记办法》规定的禁止结婚疾病的检查证明"
	《中华人民共和国婚姻法》	2001年	"患有医学上认为不应当结婚的疾病"的，禁止结婚；"婚前患有医学上认为不应当结婚的疾病，婚后尚未治愈的"，婚姻无效
	《中华人民共和国母婴保健法实施办法》	2001年	"在实行婚前医学检查的地区，婚姻登记机关在办理结婚登记时，应当查验婚前医学检查证明或者母婴保健法第十一条规定的医学鉴定证明"
	《婚姻登记条例》	2003年	办理结婚登记的当事人"患有医学上认为不应当结婚的疾病的"，婚姻登记机关不予登记
	《关于免费开展婚前保健咨询和指导的通知》	2004年	"各地卫生行政部门要组织医疗保健机构开展针对新婚人群的免费婚前保健咨询和指导"
财力资源	《婚前保健工作规范》及其修订版	1997年2002年	从事婚检服务的医疗保健许可证要求，开展服务所需房屋、设施设备要求
人力资源	《婚前保健工作规范》及其修订版	1997年2002年	婚检医师和主检医师的从业资格、职称、临床经验、证书要求等

> 我国投入的权威资源、财力资源和人力资源等。

《婚姻登记条例》修订前，由于相关法律法规条款清晰，各部门职责分工明确。自愿免费婚检政策实施后，婚检开展不顺利的地区最突出的问题在于卫生与民政部门之间的配合方面。部分访谈对象表示："民政部门在进行婚姻登记时忽略了婚检机构判定患有医学上不宜结婚的疾病的职责"，一定程度上淡化了婚检证明或医学鉴定证明的查验工作。为加强部门间配合，A、C、D、E等省充分利用婚姻登记窗口，加强对民众宣传引导，逐步探索、推广"一站式"服务，构建了婚育综合服务平台，既方便了群众，又提高了工作效率和质量，增强了

> 婚检政策的执行方式发生了变化，由强制调整为沟通协调。

部门间协调。如A省由政府主导，协调卫生、民政、计生部门联合搭建起了"婚育综合服务平台"；B省a市以市妇幼保健院为载体，创建了"计生、卫生、民政一体化便民服务中心"，免费为群众提供优生健康检查、结婚登记、生育服务证发放、婚育知识宣传等一体化的便民服务模式，通过服务模式创新，A省和B省近几年婚检率维持在90%以上。

调研地区如何加强部门间协调。

婚检政策执行涉及卫生、民政、财政、宣传等部门，其机构属性、服务内容的不同决定了各方需在一定框架下发挥自身优势，合力开展工作。卫生及妇幼保健机构作为专业性婚检服务的监督和提供者，具有公益非营利性特征，按照婚检服务规范和标准，为婚检对象提供高质量服务。民政部门可在婚姻登记、社会福利等方面为婚检工作提供支撑，如E省a市民政部门为婚检提供宣传引导平台，协助卫生部门向当事人宣传，告知其婚检的意义和必要性，提醒其接受婚前保健服务及知晓彼此健康状况，促进了婚检率的提升。财政部门的职权特征包括监督与管理，并将监督结果作为预算安排的参考依据，如A省b县财政部门将免费婚检工作专项经费纳入财政预算，为婚检服务中心购置仪器、办公设备等，保障婚检工作顺利开展。宣传部门进行广泛宣传，发挥社会舆论引导作用，提高居民认知，如E省a市通过上门、短信、媒体、阵地宣传及专题培训等形式进行宣传，积极履行自身职责，提高了群众对婚检的知晓率。

执行机构特征对婚检政策执行的影响。

《婚姻登记条例》修订前，卫生、民政等部门各自在规章制度内办事，工作人员价值观和行为受法律法规强力约束，保证了婚检政策的顺利执行。调研发现，实行自愿免费婚检后，若卫生与民政部门的价值取向一致，则部门合作良好，婚检工作开展有序，婚检率处于较高水平；反之，婚检工作开展困难且婚检率处于较低水平。如A省地中海贫血高发导致社会负担沉重，民政与卫生部门换位思考，认为婚检对地中海贫血患者及其后代进行筛查与判断，有利于提高人口素质，降低家庭和社会负担。因此，A省民政部门积极主动与卫生部门联合开展工作，搭建起"婚育综合服务平台"，方便广大群众积极利用婚检资源，促使A省婚检率维持在高水平。但也有部分调研地区的民政部门对婚检存在片面认知，认为"疾病防控是卫生部门的事情，结婚是个人的权利，不能拿婚检结果来限制恋爱

婚检不同执行部门的价值取向是否一致，对婚检政策执行具有重要影响。

认知差异影响政策落实。

自由和婚姻登记，民政部门没必要查验婚检证明"。这种对婚检政策的认知差异造成部门间配合难度加大，影响了婚检政策的有效落实。

　　由于我国地区间经济发展水平不均衡，婚检筹资标准在调研地区间存在较大差异，部分地区因经费问题工作开展困难。此外，公民知识普及与利用影响政策的实施。经过调研地区大力宣传与积极引导，被调查对象对婚检的认知和接受已有不同程度的变化，90.9% 的被调查对象知晓婚检，其中 96.1% 认为婚检有必要，86.5% 愿意参加婚检，但被调查对象是否真正主动利用婚检服务还有待进一步证实。

经济和人文环境因素影响婚检政策实施。

讨论

　　政策目标清晰是政策有效执行的前提，直接影响组织的沟通和执行活动。政策问题的认定是政策过程的逻辑起点，对我国婚检政策存在争议的地方进行剖析，可对我国婚检政策形成全面认知。我国婚检政策目标制定不够细化，仅对婚检大方向进行引导，并无细化及补充政策出台，致使目前婚检政策执行的操作性不强，直接导致部门间沟通不畅，甚至出现消极执行政策现象。

该部分总结研究发现，分析原因。

政策目标不清晰影响婚检政策执行。

　　执行资源包括执行所需的权威资源、人力资源及财力资源等。从实际情况看，婚检权威资源出现问题是直接的原因，人、财、物资源有限也影响了婚检政策的执行效果。政府权威是保障社会公共利益得以实现的主要手段，政府出台的法律是其具体体现；人力是最基本的政策资源，执行机构对政策能否有效执行取决于政策执行人员的素质；而财力是政策执行的物质基础。权威资源若对人力与财力等资源不加以严格规范，就难以保证人力资源的质量及财力资源的可持续投入，进而导致政策执行出现问题。相关政策未明确卫生、民政部门的具体职责，婚姻登记程序上取消查验婚检结果导致群众认为婚检不必要；缺乏便捷的服务机构和流程，婚检与民政机构间距离较远、等待婚检化验结果的时间较长等影响了主动婚检的积极性；虽然免费婚检政策得到逐步推行，但费用不能完全覆盖服务成本限制了部分项目的开展。

婚检政策资源不足影响政策执行。

权威资源影响政策执行的可能路径。

　　婚检公益性与公众性等特征决定了要实现婚检政策目标需要卫生、民政、财政等部门的协调合作，但以上部门间既无行政隶属关系，也无层级之分，只能通过水平协作开展工作，在整体利益最大化基础上求同存异。实行自愿免费婚检后，政策衔接问题导致部门配合难度加大，婚检政策执行出现偏差。民政部门秉承便民服务、减少社会负担的宗旨开展工作，更多的是从个人隐私权层面看待婚检问题，即在保证公民个人隐私权和自由选择权的基础上，对公民的健康权进行维护；而卫生部门以减少疾患、改善与促进大众健康为理念，并从公共权利层面看待婚检问题，以提高出生人口素质和全社会健康水平为准则。因此，不同部门由于工作出发点不同，工作侧重点出现差异，进而在政策执行的态度和行动上出现分化。实际情况反映出婚检政策执行较好，很重要的原因在于不同部门沟通渠道畅通，对婚检工作的认知一致性较高，配合比较默契，工作推进比较顺利。

部门间沟通协调难度增加。

造成不同部门执行态度分化的原因。

任何政策的执行都受所处环境的影响和制约，如社会经济、公民知识普及与利用、民族、地理、宗教及国际环境等，婚检政策执行也不例外。随着我国社会不断进步、经济不断发展，民众观念受到各种思想的冲击，婚检自愿成为人们追求权利自由的一方面。然而由于我国国民健康意识较为薄弱、社会文化多元复杂，婚检配套政策还不够完善，实施自愿婚检存在一定的难度。另外，随着经济社会发展，人们对婚前性行为、未婚先孕、未婚先育等观念上的变化也给婚检政策执行带来一定的困难和问题，婚前若已怀孕，婚检则已丧失原本的意义，对出生缺陷及传染病的防控带来不利影响。同时，由于我国各地文化习俗不同，尤其在西部较为偏僻地区，当地文化习俗给婚检政策的执行带来较大难度，低龄怀孕现象并不少见，同样对婚检政策的执行带来严峻挑战。大众传媒对人们的价值观和活动具有导向和暗示作用，部分媒体对婚检政策的不完全甚至错误解读，对广大群众利用婚检资源及其对婚检的知晓也将产生消极影响。

民众对婚检政策认知接受程度不高的原因。

建议

建立清晰的政策权威资源，各部门在法律法规执行上进行有效衔接。建议卫生部门积极与民政部门协商，严格执行《母婴保健法》和《婚姻法》等有关法律法规，将婚检作为婚姻登记的必备条件，在《婚姻登记条例》中增加"结婚当事人在婚姻登记时应当出示由医疗保健机构出具的婚前医学检查证明或医学鉴定证明"；"婚姻登记机关在办理结婚登记时，应

该部分针对政策执行中存在的问题，提出合理化建议。

当查验婚前医学检查证明或者医学鉴定证明"条款，明确机构和个人的责任与义务。 **政策资源方面的建议。**

　　设立财政专项基金，统一投入标准，拓宽经费投入渠道。强化政府作为筹资的责任主体作用，明确基本服务包，核定投入标准，承担基本服务项目费用，推行免费婚检。近期可将婚检作为公共卫生服务项目，由政府财政专项予以支持，长远看可纳入医保支付范围。鼓励地方在财力允许的情况下结合当地人群健康状况和疾病特点，适当增加检查项目和资金投入。 **政策资源方面的建议。**

　　加大政府主导力度，推进相关部门协同开展工作。明确机构特征，采取适当形式，进一步界定不同部门的职责与分工。卫生部门切实做好服务、把好婚检质量关，加强婚检宣传，优化流程，提高服务质量；民政部门协助卫生部门积极进行宣传引导，做好询问、告知和提醒当事人婚检相关事宜。 **执行方式方面的建议。**

　　加强经验交流，积极推行"一站式"婚育综合服务模式。加强各地经验交流，大力推行"一站式"服务，例如，A省"婚育综合服务中心"的"一站式"服务模式及B省a市创建的"计生、卫生、民政一体化便民服务中心"。鼓励地方结合实际积极探索创新，因地制宜，建立符合地方实际的服务模式。 **执行方式方面的建议。**

　　积极引导价值取向，正确理解婚检相关政策。加强对婚检政策执行人员的培训，提高对婚检政策的正确认知，避免不执行、消极执行现象。深入社区、家庭等加强宣传、倡导、动员，提高社会对婚检重要性的认知，倡导公民树立健康的婚育观。 **执行人员认知方面的建议。**

第一节　政策评价概述

一、政策评价的概念、目的和意义

政策评价（policy evaluation）是指按照一定的价值标准，以具备专业资质的评价者为主体，运用社会科学和自然科学等公认的科学研究方法，在排除政策执行过程中环境等非政策因素的干扰后，对政策进行价值判断的过程，并以此作为确定政策去向的依据。政策评价的目的是通过明确政策的效果和问题及其归因，致力于完善政策，提高价值。政策评价的具体目的包括以下几个方面：

一是致力于检验政策效果。政策评价是检验政策实践效果的过程。政策是否按照原定计划执行，政策预期目标是否达成，政策目标达成对政策问题的解决程度，是否带来社会影响，是否会引发新问题，是衡量政策实践效果的主要方面。政策评价通过对上述几方面展开系统评价，检验政策效果，分析存在的问题，明确政策价值。这是通过评价提高政策价值的基础。

二是明确完善政策的思路。明确政策效果，尤其是明确政策存在的问题和副作用产生的原因，是完善政策、提高价值的关键所在。影响政策效果的因素主要包括三类：政策思路、政策方案与政策思路的匹配程度、执行过程。政策评价通过归因分析，可明确政策问题之所以没有得到解决，或者引来新问题的原因，即究竟是政策思路的问题，还是政策方案的问题，或是政策执行的问题。通过明确问题和归因，为针对性完善政策、提高政策价值提供方向。

三是为确定政策去向提供科学依据。政策价值的高低是决定政策去向的依据。一般而言，随着政策价值从高到低，政策去向依次是政策延续、政策调整、政策终结。当然，政策目标达成，政策问题已经解决，政策也需要终结。政策评价对政策价值的高低作出判断，确定标准，在决定政策去向时就有了客观依据。

政策评价通过检验政策效果，回答了政策目标达成及政策问题解决的程度，明确了政策价值高低，为确定政策去向提供坚实的信息支撑；同时，通过揭示效果、问题及副作用的归因，明确政策需要完善之处及完善之法，为针对性调整政策提供方向。对于政策评价的基本目的，检验政策效果是基础，调整完善政策、提高政策价值是根本，最终为确定政策去向服务。

二、政策评价的理论、模型及分类

（一）政策评价的理论

政策评价的相关理论主要包括社会变迁理论、社会分层理论、综合卫生公平理论、改变理论、现实评估理论等。

1. 社会变迁理论 社会变迁是一切社会现象变化的动态过程及其结果。在社会学中，社会变迁这一概念比社会发展、社会进化具有更广泛的含义，包括一切方面和各种意义上的变化。社会学在研究整个人类社会变迁的同时，着重于某一特定的社会整体结构的变化、特定社会结构要素或社会局部变化的研究。社会变迁着重说明七个方面的变迁，如自然环境引起的社会变迁、人口变迁、经济变迁、社会结构变迁、社会价值观念和生活方式变迁、科学技术变迁、文化变迁等。社会变迁理论主要有进化论、循环论、均衡论、冲突论等，在卫生政策评价中主要表现在社会变迁带来的卫生政策方针、策略的改变和卫生事业性质的改变，以及卫生事业发展中对人群健康改变的倒退性或不前进性等都可以从社会变迁中找到理论根据。

2. 社会分层理论 当代社会分层研究几乎涉及社会生活的各个领域和方面，其研究成果既有对宏观层面的社会问题进行的理论分析，也有针对微观层面社会现象的经验研究。社会分层是指社会成员、社会群体因对社会资源占有不同而产生的层化或差异现象，尤其指建立在法律、法规基础上的制度化的社会差异体系。研究证明，社会分化和社会分层已经成为激化社会矛盾的重要背景，几乎所有社会冲突都与分层问题有关，社会分层是关乎社会安全、社会和谐、社会稳定的研究领域。在卫生政策评价中的应用主要体现在大众在卫生服务获得过程中的地位，健康资源的取得状况和医疗保障体系的贫困救助，多层次、多样化的卫生服务需求和提供等。

3. 综合卫生公平理论 综合卫生公平是一种基于制度主义分析的公平价值观。制度主义认为，只有将社会成员的行为置于既定的制度约束之下时，在资源稀缺和需求无限矛盾约束下的人类社会和行为才会出现理性的秩序。制度主义的公平最集中的体现就是规则公平，即通过非歧视的规则对个体行为加以约束，它是建立在保障个人自由和他人自由基础上实现的一种过程公平。所以，综合卫生公平是在非歧视的规则约束下保障过程公平，并在可行的范围内追求结果公平和缩小起点差异的公平。从整个社会流动过程或社会变迁来看，尽管在不排除社会分化条件下，各分层之间的流动、起点的差异性会在过程和结果中得到反映，并在很大程度上导致规则结果偏离。而在实际操作中，政府在追求结果公平和缩小起点差异时通过实施社会福利制度、社会保障政策、财政政策、税收政策及转移支付等政策来保障过程公平。由此看出，综合卫生公平是建立在非歧视的规则约束中来保障卫生过程公平，并在可行的范围内去调整结果失衡和缩小起点差异，使社会分配收敛于结果公平的卫生公平。综合卫生公平在实施过程中具有三个特征，即可行性、广泛性和综合性。综合卫生公平强调的是规则的重要性，因结果公平的社会价值所在，所以在追求结果公平时不应以牺牲规则公平和起点公平为代价。综合卫生公平的实施满足平等原则、差别原则和补偿原则等。综合卫生公平的实施策略包括两点，一是对卫生资源作出调整，使规则公平范围扩大，即卫生政策实施的广泛性；二是通过补偿原则进行调整，使结果失衡收敛于结果公平并通过改变前期资源分配方式来缩小起点公平，即卫生政策制定和实施前的可行性。

4. 改变理论　20世纪90年代初期，为改善社区综合干预的评估工作，美国研究人员首次提出改变理论。90年代中期，Weiss将改变理论定义为"干预政策是如何发挥作用，为什么会发生作用的理论"。2004年，有不同的声音提出，改变理论是描述一系列假设的方法和途径，这些假设包括促进最终目标实现的每一个微小步骤，以及政策与效果之间的关系。Rick Davies在2012年提出所谓改变理论是对导致某些特定结果的一系列事件发生先后顺序的正确描述。政策实施过程中所发生过的种种改变是改变理论关注的重点，这也成为改变理论与其他理论的不同之处。同时，改变理论还认为政策的实施效果主要来源于某些特定背景环境中实践过程的改变，只有在剖析清楚政策导致了哪些改变的出现及改变的潜在途径后，才能得出作用效果产生的真正原因。构建一个政策的改变理论至少应包括政策背景、长期变化、变化过程、发生变化的假设和路线图等要素。其中，政策背景环境是指实施地区的各种相关要素，包括政策需要解决的问题，目前的社会、经济、政治、环境状况，以及其他可以影响政策变化的因素；长期变化主要指政策最终带来的结果或效益，含可测量的指标；变化过程包含政策活动、近期和中期结果；发生变化的假设和路线图则是将拟解决的问题、政策背景、政策活动及可能达到的中、长期结果联系起来，并以图的形式描述预定目标的实现路径和步骤、政策干预活动与结果间的关系和假设。路线图可以清晰地展示路径，有利于分析政策活动是否有意义、是否有助于实现目标，哪些产出通过单一活动就可以实现，哪些产出则需要联合其他活动；在政策实施阶段，路线图还有助于监测进展，并为政策评价奠定基础。路线图通常包括政策需要、干预策略、干预措施或活动、产出、结果等要素。"结果"要素又可以进一步细化为"效果"或"影响"，其中"效果"指实施政策干预措施后个体或群体发生的知识、技能、行为、健康和生存状况等微观方面的具体变化，"影响"指机构、服务体系、规则、政策、筹资、政治意愿、公众意愿、合作伙伴关系等宏观方面的变化；按照结果出现的时间，还可分为近期、中期和远期结果。经过多年发展，改变理论广泛应用于卫生、教育、社会保障等领域。在卫生领域，改变理论往往被用于设计和评估大型干预政策或项目。目前，改变理论被认为是完善政策或项目设计、使政策或项目各方达成一致意见、跟踪项目进展、发现潜在问题、评价效果的一种现实方法和可操作性强的理论，尤其适用于复杂的干预政策或项目。

5. 现实评估理论 Pawson 和 Tilly 于 1997 年在批判现实主义评估基础上提出了现实评估框架。现实评估是一种以理论为导向的评估思路，主要关注政策在不同环境中对不同的干预对象在哪些方面产生作用以及作用是如何产生的，着重探索政策干预发生的环境/背景、机制和结果，使评估的重点从只注重结果分析转移到过程分析和结果分析上来。现实评估改变了既往评估的思路，认为所有项目所采取的干预政策均会受到个人及其之间的相互影响、微观社会与宏观社会之间的相互影响，同时还会受到相关分歧意见和权利的影响。现实评估是一种思考问题的方法，而不是评估的模型，其核心思想在评估设计中体现。现实评估的特点主要包括以下几个方面：一是与一般评价方法或者理论一样，评价政策干预措施的实施成效，这也是评价的主要目的；二是通过对环境/背景、对象、干预措施作用机制的深入探讨和分析，为设计阶段的项目方案、进行中的项目提出及时的改进建议，同时为未来项目的实施奠定坚实的基础；三是现实评估通过评估理论的构建，探索政策干预实施的机制和条件变化，破解干预过程中的"黑匣子"。由此可见，运用现实评估的方法和思路在进行具体评价的过程中可能存在以下几个难点问题：将产出或结果归因于干预措施，描述和识别相关的背景因素，从干预中将机制分析出来，从背景因素中将机制区分出来。公共卫生干预植入于社会中，其成功与否不仅取决于人群，还取决于人群之间错综复杂的关系，而公共卫生干预在策略、目标上也具有多面的社会属性。对公共卫生政策或项目的评价其主要目的是评估问责制的要求是否履行，即政府有限的投入是否恰到好处，同时也探究在干预过程中什么措施发生了作用，什么措施没有发生作用，干预项目是否能够推广。因而，现实评估的思路可以被恰当地运用于公共卫生政策干预的评价中，在公共卫生保健领域中的运用更为广泛。

（二）政策评价分类及模型

1. 政策评价发展阶段及分类

（1）政策评价发展阶段：美国政策学者古巴（Guba E. G.）和林肯（Lincoln Y. S.）依据时间演进顺序将政策评价研究划分为 4 个阶段，称之为四代评价。

第一代评价，即效率评价（测量评价），自 19 世纪末至第二次世界大战前夕。评价集中在工业界和政府内部。工业界的评价研究焦点集中于生产力与工作效率方面，特别重视新的管理方法和技术对工作效率的影响。政府内部的评价研究焦点主要是政府社会行动计划能否有效解决社会问题，反映特定时空背景下的社会需求。

第二代评价，即描述评价（田野实验），从第二次世界大战开始持续到 20 世纪 60 年代初。针对第一代评价的弱点，即实验室评价受到人为控制的影响，与实际现象有相当差距的缺陷，第二代评价除仍保持测量评价的特点外，还强调走出户外进行实地调查，着重在现实生活环境中进行实地调查，研究焦点为个人价值和态度，研究方法由测量评价转为着重发挥"客观描述"功能。

第三代评价，即判断评价（社会实验），自 20 世纪 60 年代初持续至 70 年代中期。受行为主义影响，第二代评价的功能逐渐受到质疑，正统评价研究、教科书及论文大量涌现，成为一种高成长产业。第三代评价则主要在政府内部进行，着重讨论社会公平性问题，特别强调判断是评价不可或缺的一部分，主张依照被评价者的内在本质和外在的前因后果来判断被评价者的优劣，运用社会实验方法进行政策评价。

第四代评价，即回应性评价，自 20 世纪 70 年代中期之后。第四代评价与前三代评价的最大差别在于，第四代评价虽也采用理性技术方法，如统计技术评价方法，但与前三代的统计技术评价有本质不同。第四代评价重视协商，强调民众参与，重视多元化回应性评价方式和范式建构，是一种回应性的建构主义式评价。第四代评价的意义是重视对利害关系人的利益要求的回应，强调评价者和利害关系人的彼此互动和协商，通过信息交流达成共识。即评价不再是单纯注重政策产出的评价，而是将政策融入社群，评价者是问题建构者、协调者角色，通过与政策利害关系人反复论证、谈判或分析，达成问题共识来完成政策评价。

（2）政策评价分类：随着政府活动的日益复杂化和影响的深入化，政策评价也日益呈现出多样化的特点。国内外学者依据不同的标准，从不同的角度对政策评价进行了分类。不同的分类显示了学者们研究重点的不同。在国外评价研究的文献中有不少关于政策评价的分类方法。例如，美国评估研究协会根据工作程式把方案评价分为六类，即前端分析、评价性测定、过程评价、效力评价（或称为影响力评价）、方案和问题监控与元评价（或称为综合评价），这六种评估类型构成了方案评价的内容。美国社区服务管理局曾提出三种类型：方案影响评价、方案策略评价和方案监控。而学者克朗（Crown R. M.）赞同施耐德（Snyder R. A.）的看法，认为评价是一种循环的问题过程并将评价分为五类：系统评价、投入评价、过程评价、总结评价和预测评价。德尔金斯（Derkins D. N. T.）则根据政策发展过程建立了六种评价类别，分别是策略评价、顺服评价、政策设计评价、管理评价、干预效果评价和影响评价。

1）从评价组织活动形式上看，可分为正式评价和非正式评价。非正式评价指对评价者、评价形式、评价内容没有严格规定，对评价的最后结论也不做严格的要求，人们根据自己掌握的情况对政策做出评鉴的评价。正式评价指事先制定完整的评价方案，严格按规定的程序和内容执行，并由确定的评价者进行的评价。它在政策评价中占据主导地位，其结论是政府部门评价政策的主要依据。

2）根据评价机构的地位，分为内部评价和外部评价。内部评价是由行政机构内部的评价者完成，它可分为由操作人员自己实施的评价和由专职评价人员实施的评价。外部评价由行政机构外的评价者完成，它可以由行政机构委托营利性或非营利性的研究机构、学术团体、专业性的咨询公司、大专院校进行，也可以由投资或立法机构组织或由报纸、电视、民间团体等其他各种外部评价者自己组织。内部评价和外部评价各有利弊，因此在实践中，应把内、外评价结合起来。

3）根据政策评价在政策过程所处阶段，分为事前评价、执行评价和事后评价。事前评价是在政策执行前进行的一种带有预测性质的评价。事前评价内容包含对政策实施对象发展趋势的预测、政策可行性评价、政策效果评价三个方面。执行评价是对在执行过程中的政策实施情况的评价，就是具体分析政策在实际执行过程中的情况，以确认政策是否得到严格的贯彻执行。事后评价是政策执行完成后对政策效果的评价，旨在鉴定人们执行的政策对所确认问题达到的解决程度和影响程度，辨识政策效果成因，以求通过优化政策运行机制的方式，强化和扩大政策的效果。它在政策执行完成以后发生，是最主要的一种评价方式。

2. 政策评价模型　在西方政策评价实践中，有各种各样的评价模型。如何对这些模型进行分类，是政策评价学者一直研究的问题。有些学者，如古巴和林肯，提出以"组织者"作为焦点进行分类。通常所选择的价值标准就是评价的"组织者"，这样根据"组织者"的不同就形成了不同的评价模型。以古巴和林肯的观点为基础，德国学者韦唐（Vedung E.）从社会科学更广阔的视角出发，赋予了"组织者"更为抽象的含义，从而提出了一个关于政策评价模型的系统分类框架。

韦唐从政府干预的实质结果入手，按"组织者"的不同将评价模型分为三大类，即效果模型、经济模型和职业化模型。效果模型由一个相当大的、各不相同的团体组成。除了传统的目标达成评价外，效果模型还包括附带效果模型、无目标评价、综合评价、顾客导向评价和利益相关者模型。经济模型与效果模型的不同在于前者总是关心成本，而后者是忽略成本的。经济模型的两个基本变种是生产率模型和效率模型。职业化模型并不直截了当地关心评价的内容，因为它把重点放在了执行评价的人身上。最著名的职业化模型是同行评议模型，举例来说，就是教授评价教授、工程师评价工程师或外科医生评价外科医生。按照韦唐的概括，政策评价模型的分类如图 5-1 所示。

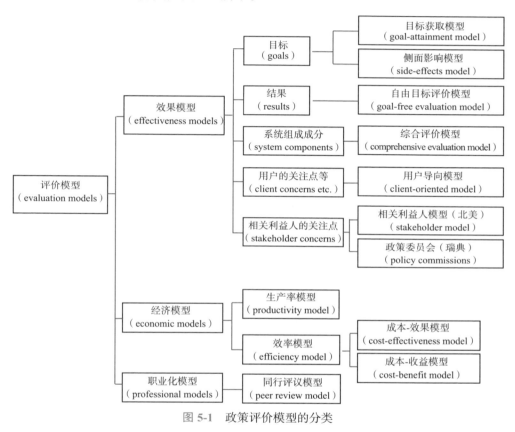

图 5-1 政策评价模型的分类

第二节 妇幼卫生政策评价程序和方法

一、了解妇幼卫生政策评价背景

了解项目的背景十分重要：一方面能够清晰地梳理项目开展的思路，找准参照坐标，规避可预见的风险并降低项目开展成本；另一方面能够准确地将支撑项目价值的理论依据展现出来，传递有利的信息。可通过以下两个步骤对项目背景进行系统了解：一是了解目前较为常用的理论分析模型并构建背景介绍体系；二是搜集尽可能完整且可信的信息资料以支撑已建立的分析体系。目前常用于背景分析的模型有 SET 模型（社会 - 经济 - 技术）、PEST 分析（政治 - 经济 - 社会文化 - 技术）、SWOT 分析（优势 - 劣势 - 机会 - 威胁）、波特五力模型（同行业内现有竞争者的竞争能力 - 潜在竞争者进入的能力 - 替代品的替代能力 - 供应商的讨价还价能力 - 购买者的讨价还价能力）、行业吸引力矩阵（行业 - 环境 - 目前优势 - 持久性）等。

二、制定妇幼卫生政策评价方案

政策评价的前续环节包括政策问题确认、根源分析、政策评价方案研制、可行性论证及政策执行等环节。政策评价方案是基于特定的政策思路，围绕政策目标、目标指标、具体措施、资源配套等演化而来，大致包括以下几方面。

一是评价背景。对项目开展的背景信息进行完整的介绍。

二是评价内容。评价内容是评价方案的主体，通过详细阐述评价内容，阅读者可以清晰地了解该方案具体做什么。妇幼卫生政策评价内容一般分为妇幼卫生政策实施现状、实施效果，以及实施过程中存在的问题和建议等。

三是评价方法的选择。评价方法一般包括项目评价所需资料的收集方法和资料的分析方法。其中，资料收集方法包括文献调研、专家咨询、现场调研等；资料分析方法包括描述性统计分析等。

四是预期产出。项目委托单位不同，且各类项目具有不同的项目特点，因此其项目产出也不相同。大部分妇幼卫生政策评价项目的产出主要包括研究总报告及相关学术论文等。

五是进度安排。包括每一具体活动的计划开始日期和期望完成日期，可用表格或图示法表示，如有时间尺度的项目网络图、条形图（也称甘特图）等。

六是预算安排。主要目的是保障项目顺利开展，包括人员经费、差旅费、咨询费、设备费、材料费（含耗材）、实验环境装修及搭建费、外协费及其他费用等。

三、选择妇幼卫生政策评价方法

现有政策科学理论中，有四种公认的比较评价方法，包括简单前 - 后对比分析法、投射 - 实施后对比分析法、政策有 - 无对比分析法及控制对象 - 实验对象对比分析法等，具体方法介绍详见本书第二章第二节。这四种对比分析方法各有其优缺点，根据政策的重要程度、资料获取特点、评估时间要求、评估经费保障情况等，在特定政策评价中依据政策的实际情况进行选择。一般来说，简单前 - 后对比分析仅是一般性的研究方法，它只提供了评价分析的设计思路，由于无法去除政策执行以外的因素对政策效果造成的影响，因而一般不推荐使用；而控制

对象 - 实验对象对比分析法在理论上是比较完美的分析方法，它严格按照实验设计的对照原则进行实验控制，结论最具有说服力，但在政策实践中，这种分析方法需要投入大量的人力、物力和时间资源，受这些资源条件的限制，多数政策评价难以应用此方法。因此，投射 - 实施后对比分析法和政策有 - 无对比分析法成为评价工作中最常用的分析方法。

四、构建妇幼卫生政策评价指标

构建妇幼卫生政策评价指标既是妇幼卫生政策评价步骤中的关键，也是技术层面难度最大的部分。要顺利构建评价指标，需遵循以下 4 个基本操作步骤。

1. 系统收集信息 继承和吸收前期政策制定过程中所有工作的信息，主要是从政策问题确认到政策执行等环节的动态任务链的信息。通过将特定政策信息与高价值政策制定程序各环节目的、任务及关键任务的可考核目标等进行比照，明确特定政策前期制定与执行环节出现的不足与缺陷，回答特定政策研制与执行中是否遵循了高价值政策制定程序。

2. 明确政策问题解决程度及潜在的效果指标 这一步骤聚焦于三个构建。一是构建待评估政策的目标及其指标，其指标值反映政策目标的预期实现程度，为评价提供比较标准。二是构建消除政策问题及其危害的特定指标。三是从政策思路对政策问题解决是治标、治本、标本兼治的判断，特定政策与政策思路匹配程度的判断，构建特定政策对政策问题解决针对性的判断标准。

3. 确定政策副作用的效果指标 首先通过文献归纳总结特定政策副作用，然后组织特定政策研究者、决策者、执行者及政策客体等关键知情人，通过头脑风暴或关键知情人访谈等方法，系统搜寻与归纳整理潜在的政策副作用的相关信息。政策副作用主要包括附带效果、意外效果、潜在效果和象征性效果等四种。

4. 研制政策效果归因评价指标 归因分析指标，也是从政策思路、政策方案、政策执行三个影响政策效果的因素出发，以高价值政策制定程序每个环节的可考核目标为依据，通过对特定政策信息的逐一比较后构建。因此，可形成特定政策效果评估的重点、指标构建及其依据，也可形成政策效果归因评估重点及指标构建等。

五、收集妇幼卫生政策评价所需资料

政策评价数据收集阶段是实施计划的开端，其工作思路与常规的现场调查和组织工作相似，不再赘述，以下对一些应该引起关注和重视的问题加以提示。

1. 编制评价调查表的一般原则 围绕评价目标、指标和内容，调查表设计要尽可能选用封闭式问题，选项设置遵守完备性与排他性原则。开放式问题虽有助于发现研究者所忽略的问题，但是难以定量分析，开放式问题可在典型访谈中加以弥补。问题的设置需要考虑到受访者有能力回答且愿意回答，如有些涉及受访者隐私的必须回答的问题，直接询问可能造成虚假回答导致效度非常低，可考虑采用敏感问题调查技术进行资料收集。提问力求明确，避免模棱两可，备选项简短。提问尽量从正面角度提出，避开否定选项，避开有偏误的选项或用词。

2. 调查过程中应注意的问题　询问受访者时提问用词须准确、白话。若采用封闭式问题，所提供的答案类别应适当、完备并互斥；若采用开放式问题，应预先编制答案分类原则，以便准确记录与整理。研究者在为答案编码时，应采取措施避免自身观念影响；所有问题应可清晰回答而非模棱两可，充分考虑受访者是否有能力回答；提问应回避含有负面的用词，防止受访者产生误解而作答不当；避免过于明显的答案倾向。

有效问卷的回收率问题。大部分介绍抽象调查的方法学著作中，都提供了可信区间在 95% 时二项分布的估计抽样误差表，找到这样的著作和表格，从表中可以得到某一样本量水平下，政策客体对二项选择问题回答情况的误差范围。对其他不同数据类型的统计，其样本量的计算与二项分布的情况相似，但计算过程较为复杂，对特定政策的样本估计，可参考统计学社会调查方法中的样本量估计方法。

3. 常用抽样人群代表性检验方法　在政策评价调查中，由于很多政策客体的总体参数难以准确获得，而且费用与人力不能保证，进行大样本量的调查时很难完全依据随机抽样原理进行抽样设计。在这种情况下，对观察样本是否可以代表总体，可以通过调查后检验来进行判断。常用的检验方法包括玛叶指数（Myer's index）测算、拟合度检验、DELTA 不相似系数等。

4. 现场调查中的组织与技术保证　由于社会调查可能影响当地居民的正常生活或遇到部分来自调查对象不配合的阻力，因此决策部门在调查实施过程中要进行组织协调及宣传动员，最大限度使评估调查工作得到居民的理解和配合。

六、分析妇幼卫生政策评价资料

妇幼卫生政策评价的数据分析遵循一般的数据处理步骤。完整的分析思路具体包括以下三步。第一步是数据库的建立与资料录入。为方便统计分析、保证数据科学合理，本研究将现场调查数据资料采取双人录入 EPIDATA 数据库并进行整理，作一致性比对以保证数据质量。第二步是数据库整理与描述性统计。对数据进行整理和检验后，对各指标值进行描述性统计与计算，从不同侧面系统全面地定量反映妇幼卫生政策的实施效果。由于妇幼卫生政策评价往往会开展大量定性访谈，因此运用主体框架分析法对访谈资料进行归纳总结会是一个不错的选择。第三步是综合分析并量化表达政策效果。同样的数据资料，若选用不同的资料分析方法，得出的评价结论侧重点也存在不一致的可能。因此，综合全面的分析是政策效果评价的核心步骤，而方法学的正确选用则是关键（具体的评价方法详见上述相关章节介绍）。

七、撰写妇幼卫生政策评价报告

妇幼卫生政策评价报告主要介绍专家对报告综合分析的考虑及沟通论证、评价报告的基本结构、评价报告的基本要求等方面。完成项目评价报告重点要关注报告是否客观公正地完成了既定计划的目标、指标和评价内容，并在归纳结论后形成报告。

第一项工作是衡量政策评价计划和实际运作之间是否匹配和统一，若实施阶段偏离计划思路，需检讨原因，排除个人偏好因素，这种变动会带来潜在的不公正、不客观问题。所以，评价报告撰写阶段的可考核目标，可以检验和判断第一项工作的优劣。

第二项工作首先需要推理演绎，通过概括归纳所有分析结果，尤其是针对同一分析维度及指标的分析结果；其次是通过逻辑推理、归因分析等方法，以分析结果为依据，阐述关键结论及其可能原因，形成观点；最后是报告形式上的规范问题。按照一定框架及内容，如实反映政策效果与不足。当然，评价报告往往会针对不同的服务人群，如决策和执行机关、大众传媒等，内容上应有所侧重：一是前言，即政策背景与环境简述，描述政策形成的过程、所要达成的目标、可供利用的政策资源及可能的政策环境阻力等。二是研究方法，主要介绍评价项目中所使用的方法，主要包括资料收集方法和资料分析方法等。三是研究结果。该部分是评价报告的关键和重点，需要将目标和指标进行定性和定量的分析，并将结果客观公正、科学合理地进行呈现。四是结合研究结果进行深入讨论并提出建议。初步建议重点围绕政策评价的三个主要目标，即政策价值评判、政策去向依据、为后续同类政策制定提供参考依据。五是附录。附录视情况而定，可有可无。

第三节　妇幼卫生政策评价研究案例

妇幼卫生政策的科学性和有效性如何，需要通过妇幼卫生相关政策评价进行检验。如此不仅能够提高妇幼卫生政策决策的科学性，还能够在一定程度上尽量避免妇幼卫生决策的失误。以下以农村孕产妇住院分娩保障效果评价为研究案例，较为详细地介绍妇幼卫生政策评价的程序和方法，以期为读者提供更清晰、明确的妇幼卫生政策评价思路。

研究案例：农村孕产妇住院分娩保障效果评价研究

研究背景

　　近年来，我国母婴健康取得了令人瞩目的成绩，孕产妇死亡率由 1990 年的 94.7/10 万降至 2017 年的 19.6/10 万。但整体水平仍与发达国家有差距，地区差异依旧明显。住院分娩是降低孕产妇死亡率的关键措施之一，有效提高农村孕产妇住院分娩率对进一步降低我国孕产妇死亡率意义重大。

采用 PEST 模型对项目背景进行分析。

社会因素分析。

　　为此，政府加大了对农村公共卫生的投入并出台政策促进农村孕产妇住院分娩。国务院妇儿工委、卫生部、财政部 2000—2001 年在西部 12 省（区、市）实施贫困孕产妇住院分娩补助项目。2005 年扩增至 22 省、自治区、直辖市和新疆生产建设兵团的 1000 个县。2007 年卫生部、财政部和国家中医药管理局等制定的《关于完善新型农村合作医疗统筹补偿方案的指导意见》提出"对参合孕产妇计划内住院分娩给予适当补偿，对病理性产科的住院分娩按疾病住院补偿标准给予补偿"。

政策因素分析。

　　经济水平仍是直接影响农村孕产妇住院分娩的重要因素之一，加大财政专项投入依然是有效保障农村妇女和新生儿生命安全的重要措施之一。2008 年中西部农村孕产妇住院分娩补助政策全面实施，由中央财政对中西部 22 个省所有县（市）的 814 万农村孕产妇住院分娩给予补助。2009 年国家相继出台一系列政策措施加大对农村孕产妇住院分娩的补助力度。参加新农合的农村孕产妇在财政补助外的住院分娩费用，按当地新农合政策给予补偿。对个人负担较重的贫困孕产妇，可由农村医疗救助制度按规定给予救助。2009—2016 年，农村孕产妇住院分娩补助项目中央财政专项投入 226 亿元，补助农村孕产妇 7400 余万人，在项目的直接推动下，我国农村孕产妇住院分娩率从 2008 年的 92.3% 提高到 2016 年的 99.6%，农村孕产妇住院补助项目已实现预期目标。

经济因素分析。

为促进农村孕产妇住院分娩补助工作转向常态化、制度化，解决现存问题，2017 年 4 月 13 日国家卫生计生委、财政部联合出台《关于做好 2017 年新型农村合作医疗工作的通知》，提出将符合条件的住院分娩费用纳入新农合报销范围。同年 4 月 24 日，人力资源社会保障部、财政部共同印发《关于做好 2017 年城镇居民基本医疗保险工作的通知》，要求加大整合城乡居民基本医疗保险制度工作推进力度，将农村妇女符合条件的住院分娩医疗费用纳入支付范围。同时，医疗机构与医保机构信息系统提高了住院分娩保障服务效率和质量，使异地、实时结算成为可能，为住院分娩保障工作常态化、制度化提供了技术支撑。

　　政策因素分析。

　　技术因素分析。

　　在此背景下，课题组于 2018 年 7—12 月开展了农村孕产妇住院分娩保障效果评价研究，旨在通过实证研究对东、中、西部典型地区农村孕产妇住院分娩保障政策调整后的实施情况进行评估，分析政策实施后的效果，发现其中存在的问题并提出改善性政策建议。

　　本项目的目的和意义。

研究方法

　　本研究涉及的研究方法主要包括资料收集方法和资料分析方法。资料收集方法主要包括文献研究、专家咨询、现场调研等。其中，现场调研运用定性与定量相结合的方法收集资料。在文献研究结果的基础上，项目组依据社会经济发展水平，通过分层抽样在东、中、西部分别选取 A 省 a 市 a_1 区、B 省 b 市 b_1 市（县级市）、C 市（直辖市）c 区为调研地区，从每个市（区）内选择 1—2 家县级定点医疗机构，并同时调研了市（区）医保经办机构和卫生行政部门。定量数据收集方面，以区（县）级为单位进行统计，包括政策调整前后本地区孕产妇系统管理率、住院分娩率、剖宫产率。每个定点医疗机构随机抽取 2015—2016 年各 50 份分娩记录和 2018 年 100 份分娩记录，在医保办调阅住院分娩报销及项目补贴信息，包括住院分娩总费用、费用明细、城乡居民医保报销费用等数据。定性资料收集方面，采用个人深入访谈和焦点组访谈的形式，访谈对象及内容包括：医保经办机构人员 1—2 名，了解住院分娩保障基金筹集情况、

　　为保证项目资料的完整性，本研究采用了多种方式进行资料收集。

　　具体研究方案详见附录。

相关补偿方案等；卫生行政部门领导 1—2 名，了解政策实施情况、相关政策方案制定、政府支持力度等；医疗保健机构医保办相关人员 1—2 名，了解政策实施情况、经验做法及存在的问题与不足，政策实施后对费用控制、费用即时结报的影响，政策执行时是否遇到困难，对新政策有何意见和建议等；产妇 8—10 名，要求是头胎生产时处于农村孕产妇住院分娩补助时期，二胎生产时已停止发放补助，主要了解政策知晓情况及政策调整前后对报销流程的满意度、家庭经济负担等情况。同时，收集卫生行政部门、医保经办机构农村孕产妇住院分娩保障政策调整前后相关政策文件、实施方案等，主要为省（市）文件。

本研究采用的是"简单前 - 后对比分析法"，主要对调研地区孕产妇保健服务利用情况（如孕产妇系统管理率）、住院分娩情况（如住院分娩率、剖宫产率、顺产和剖宫产的平均住院天数）、费用与报销情况（如顺产和剖宫产住院分娩费用、医保报销比例、自费比例）等进行描述性统计分析。对报销流程满意度情况、经济负担情况等进行定性分析。

研究结果

调研各地陆续出台了推进农村孕产妇住院分娩保障工作方案及配套支持政策。A 省 2018 年印发《关于做好农村孕产妇住院分娩补助与城乡居民基本医疗保险制度衔接工作的通知》，将符合条件的农村妇女住院分娩医疗费用纳入医保支付。B 省 2017 年 7 月印发《关于做好农村孕产妇住院分娩补助项目费用衔接工作的通知》，不再在重大公卫项目中安排资金用于农村孕产妇住院分娩工作。同年 8 月，b 市《关于印发 b 市城乡居民基本医疗保险试行办法的通知》对住院分娩中符合规定的住院医疗费用纳入城乡居民医保基金支付，正常分娩和剖宫产每例予以 600 元定额支付。C 市 2017 年 7 月印发《C 市卫生和计划生育委员会关于做好农村孕产妇住院分娩补助工作衔接的通知》，要求自 8 月 1 日起不再对农村孕产妇住院分娩进行专项资金补助。

采用简单前 - 后对比分析法的考虑：一方面，项目条件限制，政策实施周期短且调研地区具体执行政策时间存在差异等；另一方面，国家已将农村孕产妇住院分娩保障项目纳入基本公共卫生服务项目。

调研各地均出台相应的本地化政策，确保农村孕产妇住院分娩保障政策的衔接，这也是本项目开展的前提和重要内容之一。

由此也可以看出，各地出台政策时间不同，对政策评价方法的选择也造成了影响。

调研地目前均实现了新农合与城镇居民基本医疗保险两制度整合，各地城乡居民基本医疗保险制度均规定了覆盖较广的参保对象，基本实现了医保制度的城乡统筹，见表5-1。在筹资方式上，各地均采取个人缴费和政府补助相结合的方式，实行年缴费制，提高政府补助的同时，适当提高个人缴费标准。参保缴费方面，a市及c区执行两档缴费标准。针对新生儿，b市对其父母任意一方已参保并正常享受待遇的，给予免缴当年新生儿个人参保费用，自出生之日起享受当年医保待遇的保障。c区针对未参保、随参保的母亲享受医保待遇的新生儿，其首次发生医疗费用报销可申请选择独立参保或随母参保。针对建档立卡特困供养人员、最低生活保障家庭成员、丧失劳动能力的重度残疾人及符合条件的其他医疗救助对象的医保个人缴费部分，各地财政及民政部门均给予一定程度的资助，见表5-2。各地区根据政府财政、工作衔接进度及农村孕产妇住院分娩需求等开展工作，形成了不同水平的费用补偿方式，见表5-3。

　　农村孕产妇住院分娩保障政策调整后，a_1区和b_1市孕产妇系统管理率较政策调整前有所提高，c区略有下降，见表5-4。政策调整前后调研地区均保持较高的住院分娩率，除c区在政策调整后略有降低外，a_1区和b_1市均为100%。剖宫产率c区较调整前略降低，a_1区和b_1市有不同程度增长，但各地剖宫产率依旧较高，见表5-5。三地区顺产平均住院天数都有不同程度增加。剖宫产平均住院天数b_1市增长12.23%，c区基本持平，a_1区下降7.40%。总体看，顺产平均住院天数约为3.8天，剖宫产约为6.5天，见表5-6。

农村孕产妇住院分娩保障政策的调整，农村孕产妇所参加的医保政策类型将直接影响其保障水平，因此分析参保类型和报销水平至关重要。

针对特殊人群，调研地区也制定了适合其参加的医保政策。

调研地区农村孕产妇相关健康服务利用指标在政策调整前后过渡较为平稳，均未出现较大波动。

表 5-1　调研地区城乡居民基本医疗保险参保人群

地区	参保人群
A省a市	本市户籍城乡非就业居民，在校生（托幼机构儿童、中小学生、高等院校和职、技校取得学籍的全日制在校生），未入学（托）未成年居民和新生儿；在统筹地取得居住证的非本市户籍人员
B省b市	除职工医保应参保人员以外的其他所有城乡居民，不受户籍限制；参加职工医保有困难的灵活就业人员可选择参加城乡居民医保。城乡居民不能同时参加职工医保和城乡居民医保
C市c区	户籍在本市且未参加城镇职工医疗保险的城乡居民，包括中小学校、中等职业学校、特殊教育学校在册学生和托幼机构在园幼儿（不含户籍未转的高校参保的大学生）；高校（含民办高校、科研院所）全日制本、专科生，研究生（统称在校大学生）；具有本市户籍的新生儿（独立参保）

表 5-2　调研地区城乡居民基本医疗保险基金筹集情况

地区	筹资方式	缴费形式	参保缴费	资助缴费
A省a市	个人缴费和政府补助结合，在提高政府补助标准的同时，适当提高个人缴费标准	实行年缴费制，各统筹地区可适当调整。同时探索委托银行代扣代缴、网上银行缴费及续保方式	实行"一制两档、差别缴费"（低档180元/人/年，高档300元/人/年）。原参合人员可自愿选择缴费档次，一个年度不得变更。新生儿出生日至3个月内，其法定监护人持新生儿户口簿，到户籍所在地指定机构办理参保登记手续并缴费到账的，自出生日起至当期医保结算年度结束日止，按规定享受城乡居民医保待遇	由相关职能部门予以身份认定、统计汇总参保人员信息并按规定组织参保。对符合条件的人员个人缴费部分，由各级财政按规定给予资助
B省b市	个人缴费和政府补助相结合，现阶段以财政补助为主，在各级政府提高财政补助标准的同时，适当提高个人缴费比重；鼓励有条件的单位、乡镇（街道）、村（社区）或其他社会经济组织给予扶持或资助	实行年缴费制，个人缴费按统一标准一次性缴纳，财政补助资金按当年参保缴费登记人数核定并执行国家统一标准	所在村（社区）负责办理参保登记和缴费手续，2018年个人缴费标准为180元，各级财政补助标准为450元。新生儿父母任一方已参医保并按规定正常享受待遇的，可在其父母参保地办理参保登记手续，免缴当年新生儿参保费用，自出生之日起享受当年医保待遇，次年按规定参保缴费。父母双方均未参加医保，或参保后未按规定缴费的，新生儿出生当年以本人身份办理参保登记手续并缴纳保费后，自出生日起享受当年居民医保待遇	个人缴费所需资金按规定通过财政补助或民政救助等渠道予以全额资助，由相应的职能部门负责落实。同一人员同时符合多种资助缴费政策时，按照就高不就低的原则予以资助，不得重复资助
C市c区	采取个人缴费和政府补助相结合的方式，对参加居民医保的城乡居民，财政部门每年根据国家的相关规定予以参保补助	实行年缴费制	分一档和二档，2018年一档180元/人/年，二档450元/人/年。各乡镇社保经办机构、区县政府指定单位，收取次年应缴纳医疗保险费后开社会保险费征收专用票据，缴入城乡居民医保基金财政专户。新生儿从出生日起，90日内独立参保并缴费的，从其出生日至当年12月31日享受居民医保待遇。未参保的随参保母亲享受居民医保待遇。其首次发生医疗费用报销时，由其监护人向经办机构申请独立参保或随母参保，对选择独立参保的应完清有关费用后，按规定享受相关待遇	全面落实资助困难群众参保政策，确保困难人员人人参保，在此基础上，对属于居民医保资助对象的，按照市政府或市政府授权部门发布的资助标准予以补助

表 5-3　调研地区政策调整前后住院分娩费用补偿方式

地区	政策调整前	政策调整后
A 省 a 市	采取由新型农村合作医疗承担孕产妇住院分娩定额报销并发放农村孕产妇住院分娩补助的保障方式。2017年孕产妇住院分娩执行顺产定额报销 300 元 / 人，剖宫产定额报销 500 元 / 人，发放住院分娩补助 500 元 / 人	对符合国家和省人口与计划生育法律法规的参保人员，其住院分娩按照参保缴费不同标准实行定额报销。个人年缴费低档标准为 180 元 / 人 / 年，顺产由基金支付 1000 元，剖宫产 1500 元；个人年缴费高档标准为 300 元 / 人 / 年，顺产由基金支付 1500 元，剖宫产 2000 元
B 省 b 市	通过中央、省级财政和新型农村合作医疗补助，实现全省范围农村孕产妇住院分娩补助全覆盖。参加新型农村合作医疗的农村孕产妇在定点医疗机构住院分娩顺产及有医学指征实行剖宫产手术的，每例由中央和省级财政补助 300 元，新农合定额报销 500 元，共 800 元。住院分娩发生产科并发症或合并症，每例由中央和省级财政补助 300 元，其余费用按新农合大病住院补助有关规定执行。未参加新农合的农村孕产妇在定点医疗卫生机构住院分娩每例由中央和省级财政补助 300 元	对符合生育政策规定的参保居民享受生育医疗待遇，其住院分娩发生的符合规定的住院医疗费用纳入城乡居民医保基金支付范围，正常分娩和剖宫产每例予以 600 元标准定额报销
C 市 c 区	由城乡居民医保对持有医保卡且有生育服务证的农村孕产妇住院分娩费用实行报销，顺产定额报销 400 元，剖宫产费用按比例报销，纳入单病种管理（报销金额在 2500 元左右）。同时享受中央下拨农村孕产妇住院分娩补助专项 400 元 / 人的补助	由城乡居民医疗保险对持有医保卡且有生育服务证的农村孕产妇住院分娩费用实行报销，顺产定额报销 400 元，剖宫产费用按比例报销，纳入单病种管理（报销金额在 2500 元左右）

表 5-4　调研地区孕产妇系统管理率　　　　　　单位：%

地区	调整前	调整后
a_1 区	90.43	94.05
b_1 市	90.24	91.28
c 区	95.18	91.08

表 5-5　政策调整前后调研地区住院分娩率与剖宫产率　　　　单位：%

	住院分娩率			剖宫产率		
	调整前	调整后	增长率	调整前	调整后	增长率
a_1 区	100	100	0	40.89	42.58	4.13
b_1 市	100	100	0	41.27	42.23	2.33
c 区	99.99	99.98	−0.01	39.37	38.91	−1.17

表 5-6　调研地区政策调整前后平均住院天数

	顺产			剖宫产		
	调整前（天）	调整后（天）	增长率（%）	调整前（天）	调整后（天）	增长率（%）
a_1 区	4.78	6.00	25.52	8.24	7.63	-7.40
b_1 市	3.65	5.01	37.26	5.56	6.24	12.23
c 区	2.87	2.96	3.14	5.02	5.03	0.20

与政策调整前比较，调研地区顺产总费用均有不同程度增加，增幅在 15% 以上；各地剖宫产总费用也呈现不同程度的增幅，b_1 市增幅最大；各地顺产自费费用也均有增加，c 区增幅最大；c 区和 a_1 区的剖宫产自费费用均有下降，a_1 区降幅最大；b 市剖宫产自费费用有所增长，见表 5-7。a_1 区政策调整后顺产总费用医保报销比例增至 23.24%；c 区政策调整后剖宫产费用报销比例为 55.21%。调整后各地顺产自费比均在 75% 以上，其中 c 区顺产自费比达 86.94%；剖宫产自费比有所下降，a_1 区和 c 区的下降幅度较大，见表 5-8。针对剖宫产费用报销比例均高于顺产，a_1 区和 c 区部分产妇及其家属反映，此种报销比例会给他们带来住院分娩保障待遇上的落差感。a_1 区产妇 1："医保该给顺产多报些，我们那个医保里面无论高档还是低档都是剖宫产给报销的多。现在不都鼓励自然分娩嘛，给顺产多报些可以产生鼓励效果。"c 区产妇 1："现在没了补助，住院分娩顺产只给报 400 元，报的太少了。剖宫产医保能报几千块钱，我觉得差距还是有点大。"

住院分娩费用与报销比例是本研究中最主要和重要的评价指标。

定量数据资料分析过程中，可引用典型定性访谈原始资料，既能够充实资料分析结果，又可起到佐证作用，增加说服力。

表 5-7　调研地区政策调整前后不同分娩方式住院分娩费用

地区	分娩类型	费用类型	调整前（元）	调整后（元）	增长率（%）
a_1 区	顺产	总费用	4150.02	4798.60	15.63
		自费	3255.42	3683.21	13.14
	剖宫产	总费用	8138.88	8299.97	1.98
		自费	7338.88	5574.97	-24.04
b_1 市	顺产	总费用	2619.79	3081.19	17.61
		自费	1819.79	2481.19	36.34
	剖宫产	总费用	4351.89	5447.65	25.18
		自费	3551.89	4847.65	36.48

续表

地区	分娩类型	费用类型	调整前（元）	调整后（元）	增长率（%）
c 区	顺产	总费用	2556.08	3062.07	19.80
		自费	1756.08	2662.07	51.59
	剖宫产	总费用	3684.53	4205.93	14.15
		自费	2051.58	1883.66	−8.18

表 5-8　调研地区政策调整前后住院分娩费用医保报销及自费比例　单位：%

地区	顺产报销比		顺产自费比		剖宫产报销比		剖宫产自费比	
	调整前	调整后	调整前	调整后	调整前	调整后	调整前	调整后
a_1 区	7.23	23.24	92.77	76.76	6.14	32.83	93.86	67.17
b 区	19.09	18.48	80.91	81.52	11.49	17.12	88.51	82.88
c 区	15.65	13.06	84.35	86.94	33.36	55.21	66.64	44.79

产妇家属认为，费用报销流程比领住院分娩补助时要跑多个窗口办理结算更方便快捷，普遍对目前的报销流程较满意。产妇入院及办理出院手续期间，医务人员能及时详细告知家属费用报销所需材料，并指导具体报销流程，产妇及家属对医务人员态度较为满意。b 区产妇家属 1："报销挺方便，以前领补助和报销要跑两栋楼，现在一个大厅解决。"c 区产妇家属 2："现在窗口直接结算，之前领补助要到医保办另外的窗口。医务人员很细致热心，护士还专门有指导。"a 区产妇家属 3："报销不麻烦，准备好材料就行。窗口有宣传单，办理住院要什么证护士提前会说。"部分调查对象认为政策调整后，住院分娩的经济负担有所加重，这部分人群主要集中在经济发展水平相对较低的地区。b_1 市产妇 1："我没上班，丈夫上班一年也就（挣）三四万，生二胎我住了 3 天才剖，又住了 7 天，花了万把块，没补助了，觉得负担有点重。"产妇 2："生老大时家里负担还好，生老二自己也花 4000 多元，但报销比以前（领补助）少，总共就报 600 元，医院收费也增加了，感觉负担有点重。"经济条件较好地区政策调整后给家庭带来的经济负担不明显。a_1 区产妇 1："没那个补助也没压力，生孩子本来就是喜事，（我）愿意花这个钱。"产妇 2："没 500 元补助也没关系，不影响生育。但还是希望有，毕竟对条件差点的家庭来说，没有这个钱还是有影响的。"

流程满意度指标较难用定量指标衡量，故本研究采用定性访谈进行评价。

不同社会经济发展水平地区、甚至同一地区不同收入水平的孕产妇对报销比例的感受具有较大差异，提示需针对不同地区、人群制定合适的政策。

讨论与分析

农村孕产妇住院分娩保障政策过渡总体较为平稳。随着农村孕产妇住院分娩保障工作的逐步落实，调研地区相关服务利用率和健康结局等指标并未出现较大的波动。孕产期服务利用水平（如孕产妇系统管理率）呈现稳中有升状态；各地住院分娩率也基本保持在 99.9% 以上的较高水平；a_1 区和 c 区孕产妇死亡率下降幅度较大，b_1 市虽有上升但依旧明显低于全国平均水平。由此可见，农村孕产妇住院分娩保障政策过渡总体较为平稳，未出现明显的指标变化。虽然部分地区个别指标有反弹，但反弹幅度较小，这可能与政策的过渡时期有关，相关配套政策措施尚未到位，若后期配套政策措施跟进，各项指标可能获得较好改善。

较高的分娩自费比例是影响农村孕产妇获得感的主要因素。政策调整后，顺产或剖宫产的自费比例均较高，顺产自费比在 75% 以上。b_1 市和 c 区作为经济欠发达地区，顺产自费比达到 80% 以上。剖宫产自费比在经济水平较高的 a_1 区接近 70%，反映出无论是顺产还是剖宫产，分娩自付部分都带来了较高的负担。加之顺产及剖宫产平均住院天数不同程度增加，使产妇及家属对住院分娩费用较政策调整前变化不明显。其原因主要与目前城乡居民医保的补偿水平偏低有关，尽管多数地区的医保资金总额和报销比例在逐年增加，但报销费用仅占分娩总费用的 1/3。其次，较高的自费比例还与医疗费用快速增长有关。从 c 区顺产费用自费比例可以看出，在医保定额报销金额未变的情况下，自费比例有所提高。据 2018 年相关数据，我国人均卫生费用从 2003 年到 2017 年增长了约 13 倍。各种设备、药品及耗材的价格也随之升高。同时，全面二孩政策落实带来了一定分娩服务需求的增长，加之地方政府财政补贴有限，导致部分医疗机构为了保证自身发展，受经济利益驱使，出现住院分娩费用快速上涨的现象，一定程度上加重了农村孕产妇及其家庭的经济负担。

城乡居民医保制度需合理制定不同分娩类型的支付方式。调研地区现行住院分娩保障制度中，对顺产的住院分娩费用均采取定额报销，且 a_1 区和 c 区的剖宫产住院分娩费用医保定额报销比例均高于顺产。这种费用报销比例会

开展本项目的主要目的之一是了解政策过渡是否平稳、是否引出新问题等。

解释部分指标反弹的可能原因。

分析影响农村孕产妇住院分娩保障政策获得感的主要因素。

顺产较剖宫产报销比例低是影响孕产妇获得感的直接因素之一。

医疗费用增长也是影响孕产妇获得感的因素之一。

部分机构盲目追求效益也是影响因素之一。

对产妇及家属产生一定的引导作用，可能会带来剖宫产率的上升，特别是对于初产妇以及头胎顺产的经产妇。2017年我国各级妇幼保健机构总剖宫产率为40.4%，远高于世界卫生组织推荐的10%—15%。从调研地区可以看出，各地剖宫产率均在40%左右，处于较高水平，会造成医疗机构提供住院分娩服务时资源的浪费。无论是顺产还是剖宫产，其住院分娩均是相对基本且路径明确的医疗服务，因此c区对剖宫产住院分娩费用采取按比例报销的方式，即将其纳入单病种管理。以《C市医疗保险单病种结算暂行办法》中对二级医疗机构的剖宫产收费标准为例，城乡居民医保高档和低档分别可报销40%和35%的费用，而顺产无论花费多少只能享受400元定额报销，这种费用支付方式也造成了顺产与剖宫产在医保待遇上的差距，不利于促进自然分娩的有效推广。

医保制度的并轨为住院分娩保障工作的开展创造了条件。我国正加快推进将城镇居民基本医疗保险和新型农村合作医疗保险整合成统一的城乡居民基本医疗保险制度的工作进程。将农村孕产妇住院分娩保障工作纳入城乡居民医保制度，是在医保制度整合背景下确保农村孕产妇能够公平享有住院分娩保障待遇的直接手段，进而保证其医保受益的公平。医保筹资方式方面，调研地区均采取个人缴费与政府补助相结合的方式，在提高政府补助标准的同时，提高个人缴费标准。从政府、社会、个人角度提高医保筹资水平，扩充医保基金"盘子"，缩小由城乡人口结构、经济发展、居民收入水平差异带来的医保筹资水平的差异，在总额增加的前提下，为逐渐提高住院分娩费用报销水平创造有利条件。但随着医保资金筹资水平的持续提高，农村居民个人缴费增幅是否大于收入增幅是需要跟踪关注的问题。参保人员缴费方面，A省a市和C市c区均采取分档缴费的方式，个人缴费档次与享受待遇水平挂钩，给予参保人员充分选择权，以需求为导向选择住院分娩服务，不仅提高了资金的使用效率，也使孕产妇切实享受到了住院分娩的保障待遇。对于困难群众个人缴费部分，各级财政及民政部门分别给予不同程度的资助，保障低保、贫困家庭的孕产妇对孕产期健康服务利用的可及性，实现政策兜底，切实保障母婴安全。

医保报销比例可能对分娩方式产生一定影响。

此处分析农村孕产妇住院分娩自费比例升高的原因，为下文提出政策建议寻找依据。

城乡生育保障待遇存在差距仍是目前面临的主要挑战之一。参加生育保险的城镇女性获得补助的水平远高于多数农村女性，包括享有生育津贴和带薪产假。住院分娩补助政策调整前，农村女性生育保障待遇主要来源于农村孕产妇住院分娩补助与医保报销，两者相互补充共同补贴生育部分费用。由于我国现行的生育保险制度不包括农村地区，在取消住院分娩补助后，农村妇女只能从城乡居民医保中获得相对水平较低的住院分娩补偿，特别是对于中、西部地区，由于地方政府财力有限，较难安排专项资金提高补偿水平。且对于未参加城乡居民医保的孕产妇，停止补助后，其住院分娩费用基本无法得到补偿，住院分娩保障政策可及性和覆盖程度有所下降，这部分产妇对政策效益的获得感是降低的，特别是中西部地区可能更加明显。

> 城乡孕产妇生育保障待遇的较大差异在一定程度上加大了不公平性。

政策建议

在充分考虑实施对象不同特点的基础上实现政策柔性过渡。农村孕产妇住院分娩补助项目针对的是全国 31 省（区、市）农业户籍孕产妇。从 2009 年各地区住院分娩率可以看出，西部地区是项目着重关注的对象。而政策调整后，对于部分经济基础较弱地区，全面停止发放住院分娩补助给农村孕产妇带来费用补偿的落差感较明显，特别是西部地区。国家在进行政策调整时，应充分考虑到政策实施对象的不同特点，给予地方政府一定过渡期进行资金协调，因地制宜实施政策，可针对经济欠发达地区设立专项资金，或采取其他形式的补贴，如发放孕产期服务购买券等，保障农村孕产妇住院分娩保障水平不降低，逐步实现政策的柔性过渡。

> 针对类似政策过渡提出较为可行的政策建议，尤其是针对中西部经济发展水平较低的地区。

将顺产分娩费用纳入基本医疗保障，逐步实现产妇零承担。开罗国际人口与发展大会号召将"生育健康"聚焦统一于"节育、权益、健康"。自然分娩可能会影响产妇心理和身体健康，所以自然分娩不仅是生理问题，更应该是健康问题。因此，卫生、社保、医保等部门可组织临床、妇幼保健、政策等领域相关专家，对住院分娩费用，尤其是顺产费用纳入基本医疗保障的范畴进行规划落实，转变"自然分娩是生理问题不予报销，剖宫产是疾病范畴则给予报销"的观念。同时，应随着基本医疗保障制度的不断完善逐步实现产妇自然分娩费用零承担，确保医疗保险的兜

> 从自然分娩既是生理问题又是健康问题的角度出发，建议将顺产分娩费用纳入基本医疗保障。

底作用，共同维护产妇健康权益，如此便能够在降低农村孕产妇住院分娩经济负担的同时实现农村孕产妇剖宫产率降低的可能。

合理制定住院分娩费用支付方式，促进孕产妇自然分娩。顺产与剖宫产住院分娩均是相对基本且路径明确的医疗服务，能够制定出合理的定额偿付标准。通过在临床路径管理中规定时间内实施诊疗、处置项目，既可缩短分娩前住院日，又能提高住院分娩依从性，使平均住院日缩短，规范医疗行为，从而降低医疗成本和费用。针对目前不同分娩方式采用同种支付类型的，要在支付水平上给予政策导向性。对于不同分娩方式采取不同支付类型的，要合理调整，避免在支付比例上存在明显差距，将鼓励自然分娩落到实处。同时，医疗机构医务人员要严格掌握并执行剖宫产医学指征，各助产机构应将剖宫产手术管理作为医疗质量管理的重要内容纳入目标考核中，卫生行政部门应加强对助产机构的监督管理工作，共同营造促进自然分娩的社会氛围。

> 从住院分娩的临床路径出发，建议进行支付方式改革，最终实现支付方式的合理、高效。

促进城乡孕产妇生育受益公平化，建立农村生育保险制度。我国生育保险待遇主要包括生育津贴、带薪产假和医疗服务三部分。分娩支出是养育成本支出的起点，然而现阶段我国生育保险的覆盖人群主要是城镇职工，多数农村妇女收入相对较低且不享有生育保险，这会给农村家庭带来不小的经济压力。因此，应完善我国生育保险体系，引入农村居民生育保障制度，缩小农村妇女与城镇妇女在生育保障待遇方面的差距，从补贴、产假和医疗服务等方面给予农村妇女同等权益保障，使农村孕产妇能及时获得优质的医疗服务，有效降低农村妇女的生育风险和生育负担，从而提高农村地区的生育质量，维持农村经济的稳定发展和社会公平。

> 从健康公平、社会公平角度出发，建议建立农村生育保险制度，以弥补目前存在的城乡孕产妇住院分娩保障的较大差距。

第六章
妇幼卫生政策环境

第一节　妇幼卫生政策环境的概念及特征

（一）妇幼卫生政策环境的概念

所谓环境，是指系统边界之外并和系统进行物质、能量和信息交换的所有事物，而公共政策环境是指影响政策产生、存在和发展的一切因素的总和。根据系统论的观点，妇幼卫生政策执行本身是一个系统，而这个系统又处在一个更大的系统中，这个更大的系统就是妇幼卫生政策执行的外部环境因素。妇幼卫生政策环境是指决定或影响妇幼卫生政策制定和实施的自然条件和社会条件的总和，包括政策系统以外的一切与之相关的因素。自然环境、社会经济环境、制度与文化环境、国际环境等因素是最为重要的政策环境。妇幼卫生政策执行环境构成了妇幼卫生政策执行的基础，时刻影响着执行的整个过程；而外部环境是妇幼卫生政策执行的客体之一，妇幼卫生政策执行会对外部环境造成反作用。两个系统处于不断的能量交换过程中。

（二）妇幼卫生政策环境的特征

妇幼卫生政策环境的特征是指妇幼卫生政策环境在政策运行过程中表现出的特点。主要包括以下五个方面：

第一，多样性与复杂性。任何一项妇幼卫生政策从制定到实施的全过程，都会受到各种环境因素的影响。

第二，动态性与稳定性。一般说来，环境因素是不断变化的。妇幼卫生政策一旦形成并实施，就会反过来对产生它的环境发生反作用，从而引起环境的变化。但是，在一定时期和特定领域，妇幼卫生政策环境具有一定的稳定性。这种稳定性既通过这一地域的自然地理环境的稳定性体现，同时又要通过政治、经济、文化结构和相关制度的稳定性体现。

第三，确定性与突发性。虽然妇幼卫生政策环境处于不断地变化发展之中，但正如哲学里说的"变化是有规律的"一样，妇幼卫生政策环境的变化也是有规律可循的，从而体现出确定性。诸如社会的政治、经济和文化环境，它们的数量、质量和发展变化的趋势是决策者在事先可以预料的。但是也有一部分变化是突发的，这些往往出乎决策者的预料，尤其表现为自然因素的突发事件。

第四，交叉性与定向性。交叉性是指各类环境相互发生作用，形成一个系统，系统里任何一个要素发生变化都会影响到其他的要素，甚至是整个系统。定向性是指特定的政策环境对特定领域或特定地区的政策产生最为重要和关键的影响作用。

第五，主观性与客观性。主观性是指妇幼卫生政策制定者本身各方面的能力与修养构成公共政策环境的一部分，因此使妇幼卫生政策环境体现出主观性。客观性是指除决策者本身因素之外的一切因素所构成的妇幼卫生政策环境的一部分，这些因素是客观存在的，因而使妇幼卫生政策环境体现出客观性。

第二节　妇幼卫生政策环境的构成要素

政策环境是多层次、多方面的，有宏观和微观之分，也有国内和国际之分，还可以分为政治、经济、自然等单一要素。国内公共政策学术界一般将政策环境划分为社会经济状况、体制或制度条件、政治文化、国际环境等四个方面，而这一划分的实质是将公共政策环境限定在现有的宏观层面的社会政治资源条件之下。也有学者将政策环境划分为自然环境和社会环境，其中社会环境是指由人以及人的活动形成的，并对政策执行活动产生直接影响的各种社会因素，包括社会的经济、政治、文化、教育、科学、技术、精神、道德风尚、风俗习惯等。

就妇幼卫生政策而言，其环境构成要素不仅包含了公共政策环境中的社会环境、自然环境等共有要素，还包括卫生系统这一特有要素。卫生系统是妇幼卫生政策的主要执行者，也是妇幼卫生政策的作用对象，与妇幼卫生政策目标的实现紧密相关，是妇幼卫生政策制定和实施的中观层面的环境因素。

（一）自然环境

妇幼卫生政策的自然环境是指一个国家所处的地理位置及其地势、地形、气候、土壤、水系、矿藏和动植物分布等自然物。自然环境为人类社会生存提供生物资源和非生物资源，是人类赖以生存的场所和创造文明的自然前提。一定的自然环境与一定的政策执行系统发生着这样那样的联系，影响着政策执行过程及其结果。因此，政策执行者应该正确认识和分析当地的自然环境条件，因地制宜，趋利避害，展开执行活动，实现政策目标。

自然环境与妇幼卫生政策存在相互影响的关系。从公共政策的角度出发，自然环境与公共政策的关系体现在两个方面：一是自然环境对公共政策过程发生影响，二是公共政策影响自然环境的变化。妇幼卫生政策同样如此，任何妇幼卫生政策的执行都是在一定的自然环境中进行的，必然受到自然资源、生态平衡的制约。比如《中国居民膳食指南》建议平均每天摄入 12 种及以上食物、每周 25 种以上，但在贫困偏远山区，特别是耕地面积明显不足的地区，可能无法获得足够多类别的食物。妇幼卫生政策也会影响自然环境，因为人具有主观能动性，人类的活动可以改善自然环境、造福于人类。例如，贫血防治政策的实施引导居民种植、养殖富含铁元素的植物和动物等。

（二）政治环境

政策执行者和政策对象所面临的政治环境，不仅可能影响政策对象对政策的接受程度，还会影响到政策执行者所采取的行动。通常影响政策执行的政治环境包括政治文化、民众的支持与大众传播媒介、国内政局与国际社会等方面。

政治环境与妇幼卫生政策之间是一种辩证统一的关系，两者相互联系、相互依存、相互影响、相互作用。政治环境是妇幼卫生政策赖以产生和发展的先决条件，决定和制约着妇幼卫生政策的特性和功能，居主导地位，妇幼卫生政策必须适应政治环境。具体说来，政治环境对妇幼卫生政策的影响表现为以下几点：①政治环境的现实需要是妇幼卫生政策制定的前提：一切妇幼卫生政策问题的发现、界定都来自并必然来自政治环境。②政治环境的性质决定了妇幼卫生政策的性质：政治环境制约着妇幼卫生政策主体的构成和行为，从而决定了妇幼卫生政策系统的现实特性，政策要适应政治环境。③政治环境的发展变化必然导致妇幼卫生政策的发展变化，世界唯一不变的就是变化，因此政治环境本身也经历着不断的变化，这种变化不以人的主观意志为转移，而妇幼卫生政策必须不断调整，使自己与政治环境保持平衡。

妇幼卫生政治环境具体表现为：①一个国家的国体、政体会对妇幼卫生政策的执行产生影响，不同政体国家的领导者会根据不同的需要执行不同的妇幼卫生政策。②公共政策的执行还受到一个国家的结构形式的影响，如在单一制国家中妇幼卫生政策执行的范围和效率要高于联邦制国家，而联邦制国家公共政策执行中的灵活性与创新性较好。③突发的政治事件也会对妇幼卫生政策的执行产生重大影响，如政治危机、经济危机、战争爆发等，会使妇幼卫生政策的执行从平时的按部就班进入一种应急状态。

（三）经济环境

政策执行自然要受到经济环境的制约和影响。通常经济环境的变化很可能会影响政策对象、一般民众乃至执行者对政策目标的支持，也会影响执行者的执行效率和政策目标的实现。在一般情况下，某一社会的经济越是富有活力，就越有助于各项政策的有效执行；反之，不良的经济环境会引起人们认知上、情感上以及评价上的改变。

妇幼卫生政策的经济环境是指对妇幼卫生政策系统有着重要影响的各种经济要素的总和。就经济环境与妇幼卫生政策的关系来讲，经济环境是妇幼卫生政策制定的首要和根本条件。任何妇幼卫生政策制定者要制定合理的妇幼卫生政策方案并取得成就，就必须从本国或本地区尤其是社会经济发展的实际情况出发。经济环境也是妇幼卫生政策执行的基础条件，提供了政策实施所必需的资源。

（四）社会文化环境

社会文化环境包括人口的规模、性别与年龄的比例、民族构成、社会群体的职业构成、社会道德风尚、人口素质、公民受教育程度等方面。妇幼卫生政策的制定与实施无法脱离特定的历史文化情景，历史沿革、人口迁徙、教育状况、风俗民情等区域历史文化环境一旦形成，往往制约着政策主体政策方案的选择。以我国人口政策为例，随着我国人口规模和构成的变化以及人群生育率的回落，生育政策亦在相应调整，如2002年国家出台的双独二孩政策、2013年出台的单独二孩政策、2015年出台的全面二孩政策。

社会文化环境影响妇幼卫生政策系统运行的效率。如果一个社会的教育、科技、文化程度较为发达，就能为妇幼卫生政策系统运行的各个环节配备高素质的人员，提供现代化的科技手段和资讯。一个社会具有良好的伦理道德，目标群体有良好的心理素质，政策系统的运行就会较为畅通。

社会心理态势是妇幼卫生政策能否有效得以执行的重要条件。对政策的有效执行具有决定作用的社会心理因素，就是广大民众特别是政策对象对所实施政策的心理承受力。所谓心理承受力，就是一系列变革对社会造成的心理震荡幅度，以及民众对政策的理解和支持程度。政策能否有效地执行，与社会心理承受力有十分密切的关系。人们的思想和行为因传统的熏陶、环境的塑造和时间的积累而逐渐形成了一套固定的思想习惯和行为模式，所以改变这些习惯和模式往往要遇到很大的阻力。当民众的心理承受不了某项政策时，即使政策本身设计得再好，也是难以实施的，反之，如果某项政策符合民众的心理，那么它就会得到民众的拥护，就能够为民众所积极接受。

（五）卫生系统环境

卫生系统环境是妇幼卫生政策执行最直接的环境要素，大部分妇幼卫生政策依靠卫生系统得以实施。反过来，很多妇幼卫生政策也直接作用于卫生系统的构成要素，通过改善卫生系统环境实现维护和促进居民健康的目标。一个运行良好的卫生系统有助于妇幼卫生政策的顺利实施，而运行不良的卫生系统则可能阻碍政策执行，难以实现既定的政策目标。

关于卫生系统环境的构成要素，2007 年世界卫生组织发布的《人人有责：加强卫生系统，改善健康状况——世界卫生组织行动框架》基于实践和研究提出了运行良好的卫生系统框架，得到卫生政策与管理领域学者的广泛认可及应用。在该框架中，卫生系统由 6 个模块构成，分别是服务提供、人力资源、信息、医疗产品、筹资、领导和治理。其中，良好的服务提供是指为有需要的患者提供有效、安全、高质量的服务且耗费最少的资源；良好的人力资源是指基于可获得的资源和条件，为实现最佳的健康结局，工作人员能够负责、公平和高效地工作，即人员数量充足、合理分布且胜任、负责和高效；良好的卫生信息系统是指能够为卫生系统绩效评价、健康状况的分析和传播等提供可靠和及时的信息支撑；医疗产品是指能够提供安全、有效、质量可控且具有成本 - 效果的药品、疫苗和技术；良好的筹资体系是指为健康提供足够的资金，确保人们可以使用所需服务，免除灾难性支出和因病致贫；领导和治理包括制定战略方针框架、有效的监督、适当的法规和激励，以及系统设计和问责等。

卫生系统框架展示了卫生系统的构成模块，为分析卫生系统环境要素提供了理论支撑。卫生系统环境与任何复杂系统一样，其构成的每个要素都与其他要素相互作用。

第三节　妇幼卫生政策环境研究案例

妇幼卫生政策环境是妇幼卫生政策研究的重要组成部分之一。在妇幼卫生政策实践中，对影响妇幼卫生政策制定和实施的环境要素进行分析，对于提高政策制定的科学化、民主化和法制化具有重要意义，更有助于政策的顺畅执行。下面将以西部贫困偏远少数民族地区儿童健康干预政策为例，介绍如何从宏观层面对整体政策环境进行系统分析，旨在为制定更加符合当地实际情况的儿童健康干预政策提供决策依据。

研究案例：西部贫困偏远少数民族地区儿童健康干预政策环境分析

背景

儿童健康是改善人群健康的核心之一，促进儿童健康是全球健康的重点领域，也是改善全球健康不公平的关键。在儿童健康水平不断改善的国际大背景下，随着经济社会和医疗技术的快速发展，我国儿童健康水平也得到了显著提高。但是，地区间差异依然较大。改善西部、贫困、少数民族地区等特定儿童群体的健康状况已成为进一步提升我国儿童整体健康水平的关键点。

关注西部贫困偏远少数民族地区儿童健康的重要意义。

a 州地处 A 省西南部，境内少数民族占总人口数的 92%，属于典型的西部、贫困、少数民族地区。相关调查显示，a 州四个特少民族儿童，均不同程度存在佝偻病、生长发育迟缓、贫血、低体重等情况，且营养性疾病占总发病数的 92.9%，引起了国家领导和相关部门的高度重视。2011 年国家发改委、卫生部等部门在专题调研了 a 州儿童健康状况后提出，要依托可操作性强的项目改善少数民族地区儿童的健康素质。2012 年卫生部妇社司将改善 a 州孕产妇与儿童的健康状况纳入年度重点工作，并与 A 省卫生厅、a 州政府共同开展 a 州儿童健康综合干预重点联系点工作，旨在将 a 州作为典型试点地区，探索建立国家、省、州（市）等不同层面合作改善西部、贫困、少数民族地区儿童健康状况的三方协作模式与工作机制，为我国其他类似地区乃至其他中低收入国家或地区制定有效的儿童健康干预政策提供参考与借鉴。在制定 a 州儿童健康综合干预方案之前，笔者所在研究团队于 2012 年 6 月至 12 月对 a 州开展了全面调研，系统分析政策环境，为制定适于当地的儿童健康干预政策与措施奠定了坚实基础。

选取 a 州为案例的背景。

研究方法

本研究采用案例研究的设计，运用定性与定量相结合的方法收集资料，包括问卷调查、访谈、实地观察、文件档案资料查阅等。其中，服务供方问卷调查以 a 州及县级妇幼保健机构为调查对象，调查自然环境、人口、社会、经济、妇幼卫生工作等基本情况；服务需方问卷调查以 7 岁以下儿童看护人和孕妇为调查对象，采用多阶段随机抽样的方法选取 a 州 4 个县、

遵循案例研究设计，运用多种方式获取资料。

具体调查方案详见附录。

12 个乡镇的 24 个行政村随机抽取 7 岁以下儿童看护人 880 人和孕妇 150 人，调查儿童健康状况、健康知识知晓情况和健康行为、健康教育需求等，最终共回收儿童看护人问卷 869 份、孕妇问卷 138 份。服务供方和管理方访谈以 29 名妇幼卫生服务人员和行政管理人员为对象，采取个人深入访谈和焦点组访谈的方式，主要了解妇幼卫生工作基本情况和能力建设需求；服务需方访谈以 10 名儿童看护人为对象，采取焦点组访谈的方式，主要了解服务利用情况和健康教育需求。现场考察主要是对各级妇幼保健机构、儿童家庭进行考察，查看相关机构硬件设施和工作记录，了解机构建设和服务提供情况，以及儿童饮食、居住条件等生活环境。查阅 a 州及其所辖 4 县相关的档案资料，包括政策文件、统计监测数据、妇幼卫生工作报告、网络和出版物资料等，获得关于 a 州经济、社会、人口、文化、妇幼卫生工作基本情况、妇幼相关政策等信息。

按照自然环境、政治环境、经济环境、社会文化环境和卫生系统环境等分析框架，采用描述性统计分析方法和归纳法系统分析资料，总结儿童健康干预政策环境。采用描述性统计分析方法对定量资料进行分析，用妇幼卫生服务机构数量、妇幼卫生人员数量和结构、妇幼卫生人员"三基"考核合格率等描述妇幼卫生服务体系基本情况，用儿童生长迟缓率、低体重率和佝偻病患病率等描述儿童健康状况，用健康知识知晓率和儿童近一个月内进食奶类、豆类、蔬菜水果、蛋类、肉类食物的频率等描述儿童看护人及孕妇健康知识知晓情况和儿童喂养行为。采用归纳法从妇幼卫生人员、设备配置、服务提供、健康教育、儿童生活环境、妇幼政策、人文和经济状况等方面对定性资料进行分析。

> 建立资料分析框架，采用定性与定量相结合的方法分析资料。

研究结果

a 州地形地貌复杂，98% 以上的国土面积是高山峡谷，总面积 1.47 万平方公里。耕地面积共 70.95 万亩，坡度在 25° 以上的耕地占 76%，58.3% 的面积纳入了自然保护范围，可耕地少，垦殖系数不足 4%，人地矛盾突出。农民耕作方式落后、农作物品种单一，主要以玉米为主。由于长期投入不足，加之山高坡陡，建设成本高，造成基础设施十分薄弱，州内无机场、铁路、水运，仅靠单一的公路运输，且路网不完善、等级低，部分地区

> 当地自然环境概况。

> 物质环境恶劣。

出行靠走路、运输靠人背马驮。雨季时间长，滑坡、泥石流等地质灾害频繁。因特殊的地形地貌，a 州群众主要居住在江河谷两岸，山高坡陡，日照时间少，也不利于儿童生长发育。入户调查发现，当地农民生活条件非常简陋，居住环境空间狭小，缺少像样的家具，仍有很多农户处于人畜混居的状态。

在州政府层面，a 州与 A 省政府签订了妇幼卫生工作责任目标书，落实 A 省政府民心工程——妇幼健康计划；将妇幼健康指标纳入 a 州经济和社会发展整体规划；制定了《a 州妇女发展纲要（2011—2020 年）》和《a 州儿童发展纲要（2011—2020 年）》；在地方财力十分有限的情况下，把"降消"项目工作经费列入州级财政预算，每年安排配套经费 19 万元。a 州卫生计生委层面，制定了 a 州"降消"项目、国家基本公共卫生服务项目和妇幼重大公共卫生服务项目等工作方案。但是，上述政策多是参照国家和 A 省政策而制定，较少考虑到 a 州特有的环境条件，比如 a 州孕妇家庭经济收入普遍较低而且当地交通设施极为不便，即便住院分娩的医疗费用可以报销，也会因为难以承担住院分娩的生活和交通费用而选择在家分娩；同时，国家和省级政策在任务指标和资金分配方面也未充分考虑边疆、贫困地区的工作实际，从而造成政策的适宜性和针对性不强。

a 州经济发展十分落后，是 A 省乃至全国最贫困的民族自治州。2011 年全州生产总值 64.6 亿元、财政总收入 6.66 亿元，均低于全省的 10%；农民人均纯收入 2362 元，仅为全省平均水平的一半，约为全国平均水平的 1/3。全州 4 县均为"国家扶贫开发工作重点县"，2011 年全州贫困人口为 14.03 万人，占总人口的 26.17%；贫困乡镇 21 个、贫困村 181 个，深度贫困自然村近 500 个。当地农民的经济收入来源单一，主要靠卖鸡、鸡蛋和牲畜来换取生活必需品。调查发现，96.66% 的儿童看护人为农林牧渔水利业生产人员，家庭收入水平整体偏低，2011 年 71% 的家庭年收入低于 5000 元；如表 6-1 所示，家庭收入主要用于购买食品和衣着等基本生活用品。

当地政治环境概况。

政府高度重视，政策框架基本健全。

政策适宜性、针对性不强。

当地经济环境概况。
经济发展落后。

贫困问题突出。

家庭收入水平整体偏低。

表 6-1　被调查儿童 2011 年家庭收入支出情况（n=869）

支出类别	例数	百分比（%）
食品	797	91.71
衣着	634	72.96
居住	262	30.15
家庭设备用品	406	46.72
医疗保健	406	46.72
交通和通信	274	31.53
教育文娱	75	8.63
其他	48	5.52

　　a 州部分少数民族于 20 世纪 50 年代由原始社会末期、半部落半封建社会直接过渡到了社会主义社会（简称直过民族），是典型的直过民族聚居区，a 州有 2 个县是整体直过民族地区，直过民族人口占全州总人口的 62%。a 州有 3 个边境县，国境线占中缅边境线的 20%、A 省边防线的 10% 以上。总人口 53.6 万人，其中 92% 为少数民族人口，包括 22 个民族。农村人口占总人口的 77%。有 12.3 万人信奉基督教、天主教、藏传佛教、本主教等，约占总人口的 23%。

当地社会文化环境概况。

人文状况特殊，集"边疆、民族、宗教"为一体。

　　a 州人均受教育年限仅为 7.35 年，明显落后于 A 省（7.6 年）和全国水平（8.9 年）。小学及以下文化程度的儿童家长 / 看护人占 70%。各少数民族均以本民族语言交流为主，有相当比例的人不能使用汉语进行交流。

受教育程度较低。

　　当地饮食单一，农村地区多以玉米、大米、芋头、青菜等为主要食物。在孩子出生 6 个月内，84.35% 的家长采用母乳喂养，且有 57.16% 的家长可持续 6—12 个月，31.92% 的人可持续 12—24 个月，表明 a 州母乳喂养实施情况较好。但辅食添加情况非常差，在 6 个月以后添加辅食的家长只占调查人数的 67.09%，超过 70% 的孩子未添加任何营养素补充剂。调查儿童近一个月内进食奶类、豆类、蔬菜水果、蛋类、肉类食物的频率时发现，除豆类外，每天进食 1—2 次其他类别食物的比例均低于 15%，而近一个月内没有进食奶类、肉类和蛋类的比例高达 42.86%、13.43% 和 22.83%，反映出儿童膳食结构极为不合理，膳食质量不高，蛋白质摄入量明显不足。

儿童喂养行为有待改善。

通过对妇幼卫生服务人员和儿童家长的访谈发现，儿童家长基本不能掌握儿童常见疾病防治、儿童营养等知识。问卷调查也显示，在 869 名接受调查的儿童看护人中，有 78.02% 的看护人知道孩子的饮食或营养不好会引起疾病；知道服用维生素 D 能够预防佝偻病的儿童看护人仅占 24.74%；能够识别 5 种及以上新生儿危险征象的儿童看护人仅为 48.01%；能够识别 3 种及以上营养性疾病危险征象的看护人只占 21.64%。对 138 名孕妇的调查发现，认为有必要孕前和孕早期补充叶酸的孕妇仅占 49.30%，认为有必要补钙的孕妇占 52.24%。在孕产期保健及住院分娩知晓方面情况较好，94.21% 的被调查者认为孕妇有必要定期去医院接受检查，94.16% 的被调查者认为在医院生孩子更为安全，但能够识别 5 种及以上孕期危险征象的比例为 73.41%。需方焦点组访谈和问卷调查均发现，有 98.54% 的孕妇和 95.40% 的 7 岁以下儿童看护人希望了解相关健康知识。就健康宣教内容而言，儿童看护人希望了解儿童常见疾病防治、儿童定期体检、儿童营养与膳食指导等知识，孕妇主要想了解孕期营养、孕期常见病防治、孕期用药知识和孕期各种检查知识。就健康教育方式而言，问卷调查显示，儿童看护人希望获取健康知识的渠道依次为医务人员面对面咨询、观看录像或电视、海报/板报/宣传手册；孕妇希望的健康教育形式依次为医务人员面对面咨询、亲属朋友及邻居经验交流、海报/板报/宣传手册。

　　a 州已基本形成以村卫生室为基础、乡镇卫生院为枢纽、县妇幼保健机构为技术指导中心的农村三级妇幼保健服务网络。如表 6-2 所示，2011 年 a 州共有医疗卫生机构 314 个，其中妇幼保健机构 5 个、综合医院 6 个、乡镇卫生院 28 个、社区卫生服务中心 2 个、村卫生室 262 个，其他 11 个。但是，能够提供基本产科服务的只有州妇幼保健院和某县妇幼保健院 2 家妇幼保健机构，能够提供基本产科服务的乡镇卫生院有 24 个，占全州乡镇卫生院的 85.71%；全州设置独立儿科的医疗机构仅有 4 个；没有一家机构建有独立的健康教育科室。上述妇幼卫生服务机构主要依托国家基本和重大公共卫生服务项目，提供体格检查、计划免疫、常见病防治、孕产妇系统管理等妇幼保健服务。由于经济条件限制和医务人员技术水平等原因，未全面开展新生儿代谢性疾病筛查和听力筛查工作。

（页边批注）

健康知识知晓率有待提高。

儿童看护人迫切需要儿童健康相关知识。

当地卫生系统环境概况。

基本形成妇幼卫生服务网络。

服务提供能力有待提升。

表 6-2　a 州 2011 年妇幼卫生服务机构情况

机构类别	数量（个）
综合医院	6
妇幼保健机构	5
其中：州级妇幼保健机构	1
县级妇幼保健机构	4
设置独立儿童保健科	5
设置独立健康教育科	0
社区卫生服务中心	2
乡镇卫生院	28
其中：能够提供基本产科服务	24
村卫生室	262
其中：有专职或兼职妇幼保健人员	258

　　a 州尚未建立专门的健康教育机构，健康教育活动主要由基层妇幼卫生人员开展。当地可利用的传播媒介较少，基本不用广播，电视普及率不高且有线电视信号不能覆盖到每个村庄，同时还存在语言文字问题，40% 左右的少数民族群众不会使用汉语。健康教育活动主要在集市、医疗机构等场所张贴宣传海报、发放宣传材料，宣传材料均为汉字。2011 年该州总人口 53.6 万人，健康教育受众人数仅为 4.1 万人。在 869 名受调查的 7 岁以下儿童看护人中，有 26.47% 的人没有接受过任何关于儿童健康方面的指导，了解健康知识的主要途径为医务人员的面对面咨询、观看录像或电视、亲属朋友以及邻居的经验交流；对 138 名孕妇的问卷调查显示，有 11.59% 的孕妇没有接受过任何形式的孕期保健指导，接受指导的方式主要是医务人员面对面咨询、亲属朋友及邻居经验交流、海报/板报/宣传手册。部分接受访谈的妇幼卫生人员也表示，健康教育的宣传效果一般，居民保健意识不强。

　　由于 a 州交通不便、环境恶劣，妇幼卫生人员待遇不高、生活成本较高，因而很难吸引、留住人才，人才流失问题较为严重。2011 年全州妇幼卫生人员共 845 人（含乡村医生 571 人），其中儿科医生不足 40 名，服务儿童接近 5 万人；80% 的乡镇

健康教育活动形式单一，面临语言文字问题。

健康教育宣传效果不佳。

人员数量和能力严重不足。

卫生院既无妇产科医生也无儿科医生。妇幼卫生人员学历偏低，妇幼保健机构大学本科及以上学历人员所占比例仅为 7.6%；在 571 名村医中，具有专科学历的仅有 2 人；妇幼卫生人员"三基"考核合格率仅为 70%。妇幼卫生人员能力建设效果有待提高。**人员数量影响能力建设。** 在培训方面，尽管妇幼保健人员希望得到技术培训，但常因身兼数职、工作量大而无法离岗接受培训；尚未建立系统的培训机制，多是依靠省级或州级的相关项目，培训频率不固定；培训方式以理论授课为主，缺乏现场演示或实际操作，培训效果 **培训方式和内容有待改善。** 较差；培训内容缺乏针对性和系统性，迫切需要妇幼保健基本技能和规范、儿童营养与膳食指导、新生儿复苏、健康教育、政策开发等方面的培训。在人员进修方面，培训内容主要涉及疾病诊疗技术，进修机会较少且对参与人员的职称条件要求较 **人员数量影响能力建设。** 高，相关人员常因工作量大、进修时间长、无人替岗等原因而无法参加。在专家驻县帮扶方面，主要依靠 A 省的支持，但由于驻县专家对当地情况缺乏了解且当地医疗机构基本条件有限，往往难以发挥专家的作用。访谈发现，当地妇幼卫生人员主要想学习儿童常见疾病防治、孕产期和儿童保健等适宜技术，以及健康教育与传播方法和技巧等。

由于 a 州地方财政自给率极低（仅为 15.64%），对保障儿童健康方面的投入明显不足，开展妇幼卫生服务所需的设施设备严重缺乏，已经成为制约当地妇幼卫生服务提供的主要瓶颈。**基本设备缺乏。** 一是量床等基本设备缺乏。2011 年除州级妇幼保健院拥有一台卧式量床外，县级妇幼保健机构及基层医疗卫生机构均以皮尺来测量儿童身长，严重影响服务质量。因缺少检测设备，新生儿筛查等新的服务项目一直无法开展。二是交通工具急需配备。由于 **交通工具缺乏。** 当地人群居住分散且多为高山峡谷地区，再加之滑坡等自然灾害，交通极不方便，迫切需要越野车、皮卡车等车辆。但州级、县级均缺少相应车辆，对于上门提供保健服务、转运高危孕产妇和儿童、下乡督导基层工作带来了很大困难。当地县级妇幼卫生人员通常是搭乘微型车、面包车等到达乡镇，然后步行几个小时甚至 1 天时间到达自然村，指导乡村医生开展保健服务。

结论与建议

总的来看，a 州自然环境恶劣，经济环境较差，社会文化环境特殊，政治环境和卫生系统环境具备实施儿童健康综合干预政策的基础但仍需进一步改善。我们认为 a 州儿童健康综合 **总体政策环境判断。**

干预政策既要围绕 a 州儿童面临的主要健康问题，又要充分考虑当地特殊的自然、文化、语言、环境、卫生服务等实际情况，设计有针对性的、可接受的、可行的干预措施。同时注重供需双方能力同步提升，既要加强和完善当地妇幼卫生服务系统，提高妇幼卫生服务可及性和质量，也要提升家长 / 看护人采取健康行为的能力，营造促进儿童健康的良好社区和社会氛围。结合环境分析结果，建议采取如下干预政策：

基于环境分析提出干预政策制定思路。

以基层为核心的供方能力建设。①人员培训。组织开发有针对性的培训教材，采用参与式培训等更加生动的方式进行培训。建立逐级培训机制，国家级专家技术指导组开展州（县）级师资培训，州（县）级师资在国家级专家技术指导组指导下开展县（乡、村）级培训。②人员进修。每年选派乡、县、州级妇幼卫生人员到上级妇幼保健机构、综合医院进修学习。③专家驻县帮扶。每年安排 5 名妇幼卫生相关专家到县级医疗机构蹲点帮扶，重点提高危重孕产妇和新生儿的救治能力。

针对以往培训存在的不足，建议充分结合当地需要，改进培训方式和内容。

④新生儿疾病筛查网络建设。通过技术、资金等支持，为 a 州建立新生儿疾病筛查网络，使当地儿童可以获得新生儿代谢性疾病筛查和新生儿听力筛查服务。⑤改善基层妇幼健康服务条件。利用国家发展改革委拨付资金，为妇幼卫生服务机构，特别是县、乡镇基层医疗卫生机构购置基本设备。

软硬件同时改善。

具有文化敏感性的需方健康教育。一是与当地妇幼卫生人员共同开发有针对性的、符合民族文化和语言特点的健康传播材料，实现健康教育知识和材料本土化。因 a 州妇幼卫生人员数量不足、水平有限，再加之交通不便，"医务人员面对面咨询"这种方式可行性不高，另外因电视普及率不高且有线电视信号尚未覆盖到每个村庄，"观看录像或电视"也不可行，因此宣传渠道以海报 / 板报 / 宣传手册为主。二是开展具有文化敏感性的多种形式的健康传播活动。基于机构开展的健康教育活动包括在妇幼卫生服务机构设置宣传栏、妇幼保健机构开设孕妇学校或母亲学校、医务人员利用常规门诊发放宣传材料等。基于教会的健康教育活动包括在重点乡镇动员教主、教会小组长参与健康教育活动，依托教会活动和场所宣讲健康知识、开展参与性健康教育培训、举办讨论会等。基于社区的健康教育活动是在试点乡镇选择村民担任健康教育骨干，经过培训后，由其采用入户宣传、参与性小组培训等方式向当地居民普及健康知识。

鉴于当地特殊的人文、语言环境，健康教育必须要具有文化敏感性，以当地居民可以接受的方式和途径开展。

营养素补充。受当地地理环境、物质条件的限制，以及养育行为不当、家庭收入较低的影响，a州儿童的食物供应及营养素摄入明显不足，特别是辅食添加问题尤为突出。婴幼儿辅食营养包（简称"营养包"）是以非转基因的大豆及大豆蛋白制品和（或）乳类及乳蛋白制品为基质，添加维生素A、维生素D、维生素B_1、维生素B_2、维生素B_{12}、叶酸、铁、锌、钙9种微量营养素的粉状补充品。建议为儿童提供外源性的营养包，可直接弥补膳食摄入不足。

> 针对当地地理环境、物质条件的限制，建议直接为儿童提供营养包。

协调与政策开发。一是建立协调机制。由国家、省、州（市）有关领导组成儿童健康干预工作领导小组，统筹协调、决定儿童健康干预重要事项。在国家层面成立国家级专家技术指导组，具体负责干预活动实施和沟通协调工作，组织开展专题调研、督导评估活动，举办领导小组会议、经验交流会议、专家研讨会等。二是开发领导与本土化政策。通过各种项目活动开发各级领导，开展本土化政策开发培训，协助当地制定符合实际条件的妇幼卫生相关政策、规范和指南等。

> 整合不同层级资源，共同应对儿童健康问题。

> 提高政策针对性。

附　录

附录1　完善我国婚检制度研究方案

一、背景

婚前医学检查（以下简称"婚检"）是对即将结婚的人群进行医学检查、卫生指导和提供卫生咨询服务。自20世纪80年代起，我国许多省市就已开展婚检服务，1994年颁布的《中华人民共和国母婴保健法》更是将婚检作为婚前保健的法定服务内容之一，使婚检成为我国生殖保健不可缺少的工作。经过国内外几十年的实践和研究，婚检已被证实能够有效预防遗传性疾病的发生和传染性疾病的传播，是阻断疾病传播的第一道屏障，对于提高生殖健康水平、减少出生缺陷和预防传染性疾病起到了重要作用。

在国外，尽管不同国家的社会文化背景千差万别，但婚检作为一种公认的预防保健服务，一般通过国家立法或政府制定政策予以确定并具体实施。就我国而言，伴随着社会的改革和发展，婚检制度经历了由强制婚检到自愿婚检的变化。2003年10月我国正式实施的《婚姻登记条例》对婚姻登记制度进行重大改革，规定婚检不再是婚姻登记的一项必备程序，由此婚检不再是强制、必须的，而是知情、自愿的。该条例出台后，受国民健康意识、经济状况及婚前保健服务能力等诸多因素的影响，全国婚检率骤降，由2002年的68%骤降到2004年的2.76%，个别地方的婚检率甚至为零。随后，国家和地方政府多措并举积极推进婚检工作开展，但是全国婚检率仍然处于较低水平，2013年为52.9%，给出生缺陷预防、传染病防治、婚姻家庭的稳定和后代的健康带来了严峻挑战。

在研究方面，国内外学者从医学、人口学、经济学及社会与法学等角度对婚检制度进行了多方位研究。随着出生缺陷发生率的持续增高，人们婚育观念的不断改变和医学科技的快速发展，如何在新形势下进一步推进婚检工作再次引起社会各界的广泛关注。为贯彻落实《中华人民共和国母婴保健法》及其实施办法，巩固降低出生缺陷的第一道防线，亟须对我国婚检制度进行系统研究。本研究拟根据政策框架，从背景（健康需求、价值取向、社会环境、政策目的等）、内容、过程及利益相关各方和政策参与者（政策主体、政策影响主体、政策客体）等方面，梳理国内外婚检制度及模式，总结婚检对出生缺陷防控及疾病预防的贡献，了解我国现行婚检制度的实施状况以及相关各方对婚检制度的认知和态度，比较分析新旧婚检制度的利弊以及现行制度在新的形势下面临的挑战，结合我国当前社会发展、人群健康认知和需求及婚检产品的属性特点等，从国家层面提出适于我国国情的婚检模式、婚检内容、实施策略、保障机制等，为我国完善新形势下的婚检政策、预防出生缺陷和其他疾病提供参考和借鉴，从而最大程度发挥婚检对提高出生人口素质的重要作用。

二、研究内容

（一）系统梳理国外婚检制度

选取典型国家，分析其婚检制度的制定背景、主要内容、执行情况及效果，总结经验和特点。

（二）全面调研我国婚检工作基本情况

系统回顾我国婚检制度变迁历程，比较分析改革前后婚检制度的不同特点、产生的影响及原因，了解政策各方对婚检制度的认知和态度，分析目前婚检工作面临的新形势、新问题，国家和地方层面采取的应对措施及效果，总结当前婚检的主要模式、主要经验和亮点。

（三）分析总结婚检对降低出生缺陷的影响

一是通过文献综述的方法，利用既往研究结果，全面分析和总结婚检对降低出生缺陷的影响，为婚检制度的决策提供证据基础；二是选取有效推进婚检工作的典型案例，了解其具体做法和效果，深入剖析其实施条件，总结经验和特点，探讨推广这些做法的可行性。

（四）提出改善我国婚检制度的政策建议

结合我国当前社会发展、人群健康认知和需求及婚检产品的属性特点等，从婚检模式、婚检内容、实施策略、保障机制等方面提出完善我国婚检制度的相关政策建议，为我国制定新形势下的婚检政策、预防出生缺陷和其他疾病提供参考和借鉴。

三、研究方法

（一）文献研究

通过 PubMed、EMbase、CNKI、维普等数据库及网络资源，收集典型国家和我国关于婚检制度和婚检主要做法的期刊文献、报告、政策文件、书籍等资料，梳理和总结国内外婚检制度的模式和特点，分析婚检制度对出生缺陷控制和疾病预防的影响和效果，以及我国婚检工作面临的新形势、新问题。

（二）现场调研

1.调研时间　2015 年 2 月至 10 月。

2.调研地点　A、B、C、D、E、F、G 和 H 等 8 个省（市、区）。

3.调研内容

（1）当地婚检制度的设计情况。

（2）婚检工作开展情况、经验及主要问题。

（3）婚检服务提供情况。

（4）婚检服务监管情况。

（5）行政部门、婚检机构有关人员及需方对婚检的认知和态度。

4.调研方法（调研工具见附件）

（1）材料收集：婚检相关政策文件；2000 年至调查日各省（区、市）及调研县（市）婚检人数及婚检率、出生缺陷率（神经管畸形、先天性心脏病、地中海贫血）、疾病检出率（性病、严重遗传病、精神病）等相关数据。

（2）个人深入访谈：省级卫生、民政相关负责人各 1 名。

（3）座谈会：在各区（县、市）各召开 1 次座谈会，参加人员为当地区（县、市）级卫生局、民政局相关负责人（各 1 人），妇幼保健院相关负责人（1 人），婚检医务人员（2 人），婚检窗口工作人员（1 人）。

（4）现场考察：区（县、市）婚姻登记窗口及妇幼保健院。

（5）问卷调查：区（县、市）妇幼保健院各 1 份、婚姻登记窗口群众问卷各 10—20 份。

（三）典型案例分析

以定性访谈资料为主，结合问卷调查数据，从调研地区挑选 2—3 个地区对婚检模式进行深入剖析，总结其实施条件和经验，探讨推广这些做法的可行性。

（四）专家咨询

在方案设计、典型案例分析、政策建议等研究过程中，通过召开专家咨询会、电话咨询、邮件函询、个人深度访谈等方式征求相关领域专家的意见和建议。

（五）主题框架分析法

对监测数据和调查数据进行描述性统计分析，对访谈资料等定性资料采用主题框架法进行整理和分析。其中，定性资料整理包括确定分析主题、资料标记、资料归类以及资料的总结或综合等，主要采取手工方式，由课题组 2 名研究人员独立进行。本研究将以婚检制度的背景、内容、执行和评价以及政策参与者为分析框架的基本要素，对国内外婚检制度及其模式特点进行分析与总结。

附件：调研工具

一、座谈会访谈提纲

1. 从 2003 年婚检制度改革以来，本地婚检整体情况如何（政策变化、具体措施、效果、困难和问题）？

2. 您对强制或自愿婚检怎样看待？

3. 对于本地婚检的项目，您认为是出于何种考虑设计的？

4. 您认为婚检与孕前检查是否能够相互替代？

5. 本省目前的婚检经费纳入基本公共卫生服务经费，费用额度是如何考虑的？是否能够覆盖基本项目的成本？经费是否能够及时到位？个人是否需要额外付费？

6. 就婚检监管方面，如何确定定点的婚检机构？对人员资质有何要求？

7. 采取了何种措施来保证婚检服务的质量，如人员培训、规范服务行为（包括隐私保护）等？

8. 是否实行"一站式"婚检服务？具体做法如何？效果怎样？存在什么问题？

9. 婚检结果合格与否是否影响婚姻登记？

10. 目前群众对婚检的接受情况如何？为什么？

11. 对于偏远地区及涉外婚姻等情况，如何保证婚检服务提供？

12. 在推进婚检工作中，卫生部门与相关的其他部门（如民政）如何协作？

13. 您对我国进行婚检制度改革有何建议？

二、省（区、市）卫生计生委相关负责人访谈提纲

1. 本省（区、市）近年来婚检整体状况如何？特别是 2003 年婚检制度改革

后，发生了怎样的变化？本省是如何应对的？

2. 目前本省（区、市）是如何保证婚检工作顺利实施的？（项目内容、经费、模式、质量监管、部门协调等方面）

3. 在推进婚检工作方面本省（区、市）存在什么问题或障碍？就进一步完善我国婚检制度方面，您有什么想法或建议？

三、省（区、市）民政厅相关负责人访谈提纲

1. 您如何看待婚检工作中民政部门的作用？如何与卫生部门协作？

2. 您如何看待婚检结果与婚姻登记的关系？

3. 就进一步完善我国婚检制度方面，您有什么想法或建议？

四、医务人员访谈提纲（现场考察用）

1. 您主要负责什么工作？是专门从事婚检吗？

2. 您的学历是？所学专业是什么？工作几年了？有没有资质？是否接受过相关的培训学习？

3. 您认为婚检应开展哪些服务项目？目前的项目设定是否合理？为什么？

4. 您认为是否应实行强制性婚检？为什么？婚检结果是否应与婚姻登记挂钩？

5. 您认为婚检与孕前检查关系如何？能否相互替代？

6. 您感觉近几年群众接受婚检意愿如何？为什么？

五、机构调查问卷

填报机构＿＿＿＿＿＿＿＿＿＿＿＿＿＿＿＿＿＿＿＿＿＿＿＿＿

填报人＿＿＿＿＿＿　　　联系方式＿＿＿＿＿＿　　　填报时间＿＿＿＿＿＿

（一）基本情况

辖区常住人口	万人
机构人数	人
卫生技术人员数	人
机构面积	m^2

（二）婚检场所

本机构有无专门婚检室	有（　　　）总面积：_____ m²		
	无（　　　）		
若有专门婚检室，是否单独设置：			
	男女婚检室	是（　　　）否（　　　）	
	咨询指导室	是（　　　）否（　　　）	
	健康教育室	是（　　　）否（　　　）	
	其他：_____		

（三）婚检人员

专职婚检人员数			人
其中：职称	副高级及以上		人
	中级		人
	初级及以下		人
学历	本科及以上		人
	大专		人
	中专		人
	中专以下		人
资质	取得"执业医师资格证"		人
	取得"母婴保健技术考核合格证"		人

（四）婚检服务内容（如有相关内容请打钩）

项目	男性	女性	门诊价格/人次*
询问病史			
婚前卫生咨询			
婚前卫生指导			
全身体格检查			
血常规检测			
尿常规检测			
胸部透视			
乙肝表面抗原检测			
血清谷丙转氨酶测定			
HIV 抗体检测			

项目	男性	女性	门诊价格 / 人次 *
梅毒筛查			
淋病筛查			
阴道分泌物检查			
其他			

* 门诊价格 / 人次：该项目在普通门诊的定价（元）。

（五）近 5 年婚检服务量

项目		年份				
		2010	2011	2012	2013	2014
婚检对数						
婚检率						
阳性检出率[1]						
其中：	生殖系统疾病[2]（%）					
	指定传染病[3]（%）					
	性病[4]（‰）					
	严重遗传病[5]（‰）					
	精神病[6]（‰）					
	内科疾病[7]（%）					
	地中海贫血（‰）					
婚检咨询人次						

1 某种疾病检出人数占当年婚检人数之比。

2 除性病外的生殖器官感染、肿瘤、畸形等疾病。

3 《中华人民共和国传染病防治法》中规定的艾滋病、淋病、梅毒以及医学上认为影响结婚和生育的其他传染病。

4 指定传染病中的性病。

5 包括先天性智力低下、特纳综合征（先天性卵巢发育不全）、克氏综合征（先天性睾丸发育不全）、真假两性畸形、成骨发育不全、双眼视网膜母细胞瘤、双眼先天性无虹膜、双眼视网膜色素变性、遗传性先天性聋哑、唐氏综合征（21 三体综合征）。

6 精神分裂症、躁狂抑郁型精神病及其他重型精神病。

7 对婚育有影响的内科疾病（如风湿性心脏病、糖尿病、肾病等）。

六、需方调查问卷

（一）基本信息

1. 年龄_____岁
2. 性别：男 / 女
3. 您的家庭月人均收入（　　　）
   A. ≥ 5000 元 　　　　　　　　B. 4000—4999 元
   C. 3000—3999 元 　　　　　　D. 2000—2999 元
   E. 1000—1999 元 　　　　　　F. < 1000 元
4. 您的文化程度（　　　）
   A. 本科及以上 　　　　　　　B. 大专
   C. 中专 　　　　　　　　　　D. 中专以下
5. 居住地（　　　）
   A. 城市 　　　　　　　　　　B. 农村
   C. 不固定（近一年在城市和农村均居住过 2 个月以上）
6. 婚姻登记类型（　　　）
   A. 初婚 　　　　　　　　　　B. 再婚

（二）对婚检的认知和意愿

1. 您知道婚前医学检查吗（　　　）
   A. 知道 　　　　　　　　　　B. 不知道
2. 您认为婚检（　　　）
   A. 有必要 　　　　　　　　　B. 没必要
   C. 不确定
3. 您认为婚检有什么好处（可多选）（　　　）
   A. 能了解自身健康状况 　　　B. 能了解对方健康状况
   C. 有利于疾病防治 　　　　　D. 有利于提高婚姻质量
   E. 有利于科学避孕 　　　　　F. 有利于优生优育
   G. 其他_____
4. 若民政部门没有提出婚检要求，您是否愿意主动进行婚检（　　　）
   A. 愿意（请跳转第 6 题）　　B. 不愿意
5. 您不愿意主动进行婚检的原因（可多选）（　　　）
   A. 交通不方便 　　　　　　　B. 工作忙，没时间
   C. 可能要收费 　　　　　　　D. 生殖器检查感到尴尬
   E. 担心查出疾病影响婚姻 　　F. 担心被发现有婚前性行为

G. 担心被发现未婚先孕　　　　　H. 担心泄露个人隐私

I. 不信任婚检机构　　　　　　　J. 认为没必要

K. 不影响领取结婚证　　　　　　L. 流程太烦琐

M. 其他_____

6. 若婚检需要您自付一部分费用，您是否愿意主动进行婚检（　　　）

　A. 是　　　　　　　　　　　　B. 否

7. 如果婚检结果不影响婚姻登记，您是否愿意主动进行婚检（　　　）

　A. 是　　　　　　　　　　　　B. 否

8. 您认为是否有义务将婚检结果告知配偶（　　　）

　A. 是　　　　　　　　　　　　B. 否

9. 您认为婚检应提供哪些服务（可多选）（　　　）

　A. 询问病史　　　　　　　　　B. 婚前卫生指导

　C. 卫生咨询　　　　　　　　　D. 全身体格检查（身高、体重、血压等）

　E. 血常规检测　　　　　　　　F. 尿常规检测

　G. 胸部透视　　　　　　　　　H. 乙肝表面抗原检测

　I. 血清谷丙转氨酶测定　　　　J. 梅毒筛查

　K. 淋病筛查　　　　　　　　　L. HIV 抗体检测

　M. 阴道分泌物检查　　　　　　O. 其他_____

（三）婚检的内容和费用

1. 此次婚检您接受了哪些服务（可多选）（　　　）

　A. 询问病史　　　　　　　　　B. 婚前卫生指导

　C. 卫生咨询　　　　　　　　　D. 全身体格检查（身高、体重、血压等）

　E. 血常规检测　　　　　　　　F. 尿常规检测

　G. 胸部透视　　　　　　　　　H. 乙肝表面抗原检测

　I. 血清谷丙转氨酶测定　　　　J. 梅毒筛查

　K. 淋病筛查　　　　　　　　　L. HIV 抗体检测

　M. 阴道分泌物检查　　　　　　O. 其他_____

2. 此次婚检您是否支付了部分费用（　　　）

　A. 是（金额为_____元）　　B. 否

附录 2　农村孕产妇住院分娩保障效果评价研究方案

一、项目背景

孕产妇死亡率、婴儿死亡率作为衡量一个国家和地区经济和社会发展的重要指标，被列入联合国千年发展目标的重要内容。2011 年，我国有 8.6 亿妇女儿童，约占总人口的 2/3，是世界上规模最大的妇女儿童群体。作为社会的重要组成部分，妇女儿童的健康是国家和社会持续发展的重要保障。

妇幼卫生工作承担着降低孕产妇死亡率、婴儿死亡率的重大责任。近年来，我国在母婴健康方面取得了令人瞩目的进步，孕产妇死亡率由 1990 年的 94.7/10 万降低至 2017 年的 19.6/10 万。但整体水平仍与发达国家存在差距，地区差异较为明显，农村地区孕产妇死亡率仍然高于城市。为此，政府加大了对农村公共卫生的投入，出台了一系列政策措施促进农村孕产妇住院分娩。2008 年中西部农村孕产妇住院分娩补助政策全面实施，由中央财政对中西部地区 22 个省所有县（市）的 814 万名农村孕产妇住院分娩给予补助。2009 年，国家加大对农村孕产妇住院分娩补助力度，国务院 4 月出台《关于医药卫生体制改革近期重点实施方案（2009—2011 年）》，在医药卫生体制改革中增加了国家重大公共卫生服务项目，其中包括农村孕产妇住院分娩补助重大公共卫生项目。同年，卫生部下发《关于进一步加强农村孕产妇住院分娩工作的指导意见》，以逐步提高农村孕产妇的住院分娩率为工作目标，将项目范围扩展到全国，要求各地在核定成本、明确限价标准的基础上，对农村孕产妇住院分娩所需费用予以财政补助，补助标准由各省（区、市）财政部门会同卫生部门制定。参加新型农村合作医疗的农村孕产妇在财政补助外的住院分娩费用，可按当地新型农村合作医疗制度规定给予补偿。对个人负担较重的贫困孕产妇，可由农村医疗救助制度按规定给予救助。2009 年，卫生部制定《农村孕产妇住院分娩补助项目管理方案》，对不同省（区、市）的农业户籍孕产妇住院分娩率确立不同目标，规定了具体项目范围和内容，并对项目组织实施、监督与评估及资金筹集与管理做出明确要求。

2009—2016 年，农村孕产妇住院分娩补助项目实施以来，中央财政专项投入达 226 亿元，合计补助农村孕产妇 7400 余万人，在项目的直接推动下，我国农村孕产妇住院分娩率从 2008 年的 92.3% 提高到 2016 年的 99.6%，母婴安全得到了有力保障，农村孕产妇住院补助项目已实现预期目标。但是在项目实施过程中仍存在一些问题，如机制层面，分娩补助项目与其他保障制度之间缺乏有效的衔接机制，基层经办机构对产妇分娩信息的审核普遍存在审核内容重复、产妇获取各方补助过程烦琐等问题；管理层面，存在部门间工作协调不够、项目督导工作经费缺乏、部分地区项目执行进度较慢、地区间不平衡等问题；另外，还存在计划外生育妇女及异地分娩妇女因相关政策未能享受到住院补助等情况。

为促进农村孕产妇住院分娩补助工作转向常态化、制度化，2017 年 4 月 13 日，国家卫生计生委、财政部联合出台《关于做好 2017 年新型农村合作医疗工作的通知》，提出将符合条件的住院分娩费用纳入新农合报销范围。4 月 24 日，人力资源社会保障部、财政部共同印发了《关于做好 2017 年城镇居民基本医疗保险工作的通知》，要求加大整合城乡居民基本医疗保险制度工作推进力度，并将农村妇女符合条件的住院分娩医疗费用纳入支付范围。目前，浙江、安徽、福建、山东、湖北、青海和重庆等省市已出台相关政策文件，明确停止实施农村孕产妇住院分娩补助项目的具体时间，并就与医保政策、财政资金和相关业务的衔接工作做了安排并提出了具体要求，确保住院分娩率不降低，全力保障孕产妇生育安全。其中，福建省针对医保制度横向制度碎片化和纵向体系不顺畅的问题建立了全省统一的医保管理体系。安徽省已有 26 个县实现了新农合和城乡居民医保整合，由当地卫生计生部门通过"一手托两家"的方式主管。

现阶段我国对农村孕产妇住院分娩相关政策的研究基本停留在政策调整前的农村孕产妇住院分娩补助项目上，而对政策调整后住院分娩费用纳入医疗保险制度的研究相对较少。目前，国内外学者对医疗保险制度评估的研究已比较成熟，主要以政策目标、运行条件、运行状态和运行结果为维度，从政府支持力度、经办机构建设、基金筹集、基金运行、费用控制、监管督查、定点医疗机构服务能力、参保人员卫生服务利用、受益程度、满意度、覆盖面、疾病经济负担等方面构建具体指标。本研究旨在通过理论和实证研究，深入了解、分析改革后农村孕产妇住院分娩费用纳入医疗保险制度的状况，并对其实施效果进行评价，探寻农村孕产妇住院分娩保障政策实施过程中存在的问题与不足，提出进一步完善农村孕产妇住院分娩保障工作的政策性建议。

二、研究内容

（一）依据政策目标，确定政策效果评价的关键性指标

遵循指标设计科学性、适用性原则，围绕农村孕产妇住院分娩保障政策目标，从资金投入、资金管理、医疗行为、服务质量、住院分娩情况、产妇健康结局、经济负担等方面选取评价指标，通过专家咨询对指标进行筛选调整，确定最终评价指标。

（二）了解各省市保障政策实施现状，运用关键性指标评价典型地区农村孕产妇住院分娩保障效果

通过文献研究、电话咨询等方式了解全国范围内各省市农村孕产妇住院分娩保障政策实施现状；在东、中、西部选择典型地区，通过现场调研，深入了解、分析农村孕产妇住院分娩保障政策的执行情况、实施效果及存在的问题。

（三）提出完善农村孕产妇住院分娩保障工作的建议

通过对典型地区农村孕产妇住院分娩保障工作效果进行深入分析，探寻在政策实施过程中存在的问题，征求相关领域专家的意见和建议后，提出进一步完善

农村孕产妇住院分娩保障工作的政策建议。

三、研究方法

（一）文献调研

将"农村孕产妇""住院分娩补助""孕产妇死亡率""新型农村合作医疗""住院分娩费用""政策效果评价""政策效果评估"等作为关键词，检索 PubMed、CNKI、万方和维普等数据库以及国家卫生健康委和各主要省市卫生部门政府网站，收集相关文献、报告、政策文件、书籍等资料，梳理、总结和明确农村孕产妇住院分娩保障的相关政策、进展及政策效果评价的关键要素和指标。

（二）专家咨询

通过拟定专家咨询表，采用邮件和访谈相结合的形式，分别向专家咨询所选指标的合理性、精准性及指标归类的准确性，通过筛选，最终确定评价的关键性指标。在方案设计、典型案例分析、政策建议等研究过程中，通过召开专家咨询会、电话咨询、邮件函询、个人深入访谈等方式，征求相关领域专家的意见和建议。

（三）现场调研

1. 调研时间　2018 年 7 月至 12 月。

2. 调研地区　基于文献研究的结果，依据经济发展水平，采用分层抽样的方法，选择 A 省 a 市 a_1 区、B 省 b 市 b_1 市（县级市）、C 市（直辖市）c 区为调研地区，并从每个市（区）内选择 2 家县级定点医疗机构，共 6 家定点医疗机构、3 个经办机构、3 个卫生行政部门。

3. 调研对象及内容（调研工具见附件）

（1）医保经办机构：采用个人深入访谈的方式，对医保经办机构相关人员（1—2 名）进行调研，主要了解经办机构建设、基金筹集、孕产妇住院分娩保障基金的使用和管理、相关补偿方案、费用即时结报等内容。

（2）卫生行政部门：采用个人深入访谈的方式，对卫生行政部门相关领导（1—2 名）进行调研，主要了解政策实施、政府支持力度及资金投入和筹集情况、资金使用监督管理等内容。

（3）定点医疗机构：采用个人深入访谈、焦点组访谈等方式，对医疗保健机构负责人（1—2 名）、医保办负责人（1—2 名）及产科医务人员（2—3 名）进行调研，主要了解政策实施情况、经验做法及存在的问题与不足等，政策实施后对费用控制、费用即时结报、医疗行为、服务质量的影响，新政策知晓情况、政策实施后对产妇分娩方式的影响、在执行时是否遇到困难，以及对新政策有何意见和建议等。

（4）产妇：采用个人深入访谈的方式，按照分娩方式和保障方式对产妇（8—10名）进行分类，了解其新政策知晓情况，以及政策调整前后对经济负担、满意度等的主观评价。

附件：调研工具

一、相关材料收集清单

机构	相关材料
卫生行政部门、人社部门	1. 农村孕产妇住院分娩补助项目时期政策文件、制度等资料 2. 政策调整后，相关配套政策文件、实施方案等资料 3. 政策调整前后本地区孕产妇系统管理率、住院分娩率、剖宫产率等数据
医疗保健机构	医保办公室调阅 2016 年及 2018 年每年 100 份（其中 50 份顺产、50 份剖宫产）住院分娩补助及费用报销信息，包括住院分娩的总费用、报销费用、补助费用、住院天数等数据

二、访谈提纲

（一）市（区）级卫生行政、医保经办机构相关负责人

1. 目前本地区对农村孕产妇住院分娩采取何种保障措施？住院分娩补助是何时取消的？

2. 本地区是否出台了相关政策文件或实施方案确保做好住院分娩保障工作衔接？（补偿标准调整、补偿对象界定、补偿手续简化，与医保相关政策、财政资金和相关业务衔接的制度安排）

3. 针对计划外生育妇女及异地分娩的农村孕产妇，其住院分娩是如何保障的？

4. 医保报销住院分娩费用采用何种方式结算？为何采用此方式？

5. 卫生行政部门对医疗机构政策实施情况是如何监管的？督导考核和评价标准是什么？考核结果如何利用？

6. 本地区是否对农村孕产妇住院分娩保障政策进行了宣传，效果如何？

7. 您认为农村孕产妇住院分娩补助时期存在哪些问题？住院分娩费用纳入医保报销是否能解决上述问题？是否有新问题出现？您有什么意见和建议？

（二）医保定点医疗保健机构医保办相关负责人

1. 目前农村孕产妇住院分娩费用采用何种方式结算？

2. 您是否了解住院分娩补助政策调整后，其与相关政策是如何衔接的？

3. 请您简要介绍一下农村孕产妇住院分娩补助和报销两种形式的补助标准及报销流程（包括贫困、低保家庭的孕产妇和异地分娩孕产妇）。

4. 政策调整前后享受住院分娩费用报销的产妇数量有变化吗？您认为是什么原因造成的？

5. 您认为在住院分娩费用报销过程中，存在哪些问题，针对这些问题有哪些意见和建议？

（三）产妇及其家属

1. 您是否参加了医疗保险？参加了哪些医疗保险？

2. 您家有几个小孩？分别是哪年、哪家医院、哪种分娩方式出生的？

3. 您生老大时住院几天、花费多少？是否享受到住院分娩补助？补助金额是多少？是直接给您现金还是抵扣部分住院费用？办理相关手续麻烦吗？除补助外，住院费用是否还能通过医保进行部分报销？若可以报销，您通过医保报销了多少？报销手续麻烦吗？

4. 您生二胎时住院几天，总共花费了多少钱？是否还能够享受到住院分娩补助？若能，补助金额是多少？若不能，通过医保能够报销多少？是按照定额报销还是按照一定的比例报销？与之前能够享受补助相比，您的花费是多了还是少了？

5. 您是通过什么渠道知道住院分娩可以领取补助以及住院分娩费用纳入医保报销政策的？

6. 您对住院分娩费用纳入医保报销的报销比例、医务人员服务态度、办理手续流程等是否满意？

7. 您对取消补助，把住院分娩费用纳入医保报销有什么看法？您认为存在什么问题？有什么意见和建议？

附录3　A省a州儿童健康综合干预政策环境分析调查方案

一、背景

儿童健康是改善人群健康的核心之一，促进儿童健康是全球健康的重点领域，也是改善全球健康不公平的关键。经过各国政府、国际组织、医疗保健机构及其从业人员、儿童看护人、社会各界的共同努力，全球儿童健康状况得到明显改善，这与全球范围内尤其在欠发达地区推广经济有效的干预措施密切相关，如提供安全饮用水和食品、扩大儿童保健服务覆盖范围、加强微量元素与维生素补充、开展健康教育等措施，最大程度上减少了可避免性儿童死亡。随着经济社会和医疗技术的快速发展，我国儿童健康水平也得到显著提高。然而，尽管我国在降低儿童死亡率方面取得突出成绩，但存在的问题也不容忽视。西部地区 5 岁以下儿童死亡率和婴儿死亡率分别是东部地区的 1.35 倍和 2.12 倍；贫困县儿童各年龄组的死亡率基本上高出全国平均水平 50% 以上，近一半的年龄组高于全国平均水平 80% 以上；少数民族儿童 10 岁以下各个年龄组的死亡率均高出汉族 1 倍以上，而 10 岁以上各个年龄组也高出汉族 80% 以上。因此，如何改善西部、贫困、少数民族地区等特定儿童群体的健康状况已成为进一步提升我国儿童整体健康水平的关键点。

近年来，在我国政府重视与倡导、国际组织技术与经济支持下，很多针对西部、贫困、少数民族地区儿童健康的干预项目陆续开展，在项目周期内取得了明显成效。然而，这些项目也存在不足，如项目可持续性不足，干预措施在项目结束后难以发挥长期效果和影响；实施策略有待改进，多依靠项目投资方设计和推进，当地人员主动性不高；干预措施整合不足，既浪费资源又影响干预效果等。因此，为进一步改善欠发达地区儿童的健康状况，建立适宜、有效、可持续的干预模式和机制尤为重要。

a 州地处 A 省西南部，境内少数民族占总人口数的 92%，属于典型的西部、贫困、少数民族地区，所辖县均为"国家扶贫开发工作重点县"。当地大多世代聚居民族直接从原始社会末期过渡到社会主义社会，加之自然环境恶劣，a 州社会经济发展明显滞后于其他地区，妇幼卫生服务质量偏低、可及性差且利用程度不高，需方健康素养低，儿童营养摄入量不足，存在严重的儿童健康问题。相关调查显示，a 州四个特少民族儿童，均不同程度存在佝偻病、生长发育迟缓、贫血、低体重等情况，且营养性疾病占总发病数的 92.9%，引起了国家领导和相关部门的高度重视。

2011 年国家发展改革委、卫生部等部门在专题调研了 a 州儿童健康状况后提出，要依托可操作性强的项目改善少数民族地区儿童的健康素质。2012 年卫生部妇社司将改善 a 州孕产妇与儿童的健康状况纳入年度重点工作，并与 A 省卫生厅、a 州人民政府共同开展 a 州儿童健康综合干预工作，旨在将 a 州作为典型试点地区，探索建立国家、省、州（市）等不同层面合作改善西部、贫困、少数民族地区儿童健康状况的三方协作模式与工作机制，为我国其他类似地区乃至其他中低收入国家或地区有效开展儿童健康干预提供参考与借鉴，通过实施综合干预政策改善儿童健康状况，缩小儿童健康差异，进而全面提升我国儿童健康水平。

二、调查时间、地区和对象

1. **调查时间**　2012 年 6 月至 12 月。
2. **调查地区**　a 州所辖县。

3. 调查对象

（1）a 州政府、卫生局主管领导。

（2）a 州妇幼卫生服务机构（包括各级妇幼保健院、综合医疗机构和基层医疗卫生机构）主管领导。

（3）a 州各级妇幼保健院、综合医疗机构和基层医疗卫生机构医务人员。

（4）a 州 7 岁以下儿童及其看护人、孕妇。

三、调查内容

（一）A 省、a 州基本情况

A 省、a 州（包括各县及样本乡镇）经济、社会、人口等基本状况；儿童健康水平及妇幼卫生工作基本情况。a 州妇幼卫生工作在全省所处位置、存在的主要问题与原因，以及今后的发展思路等。

（二）7 岁以下儿童营养与健康状况

a 州 7 岁以下儿童家庭经济收入、消费结构、看护人文化水平等基本情况；儿童死亡率及主要原因；儿童生长发育情况，佝偻病、营养不良、贫血等常见营养性疾病患病情况；家长或看护人喂养行为和健康知识知晓情况；孕妇健康知识知晓情况等。

（三）妇幼卫生人员能力建设情况

当地妇幼卫生人员数量与结构，接受培训、进修或继续教育情况，"三基"考核合格率；目前妇幼卫生人力资源建设的主要措施及存在的问题；妇幼卫生人员能力建设需求，包括人员培训、进修的内容及时间等。

（四）妇幼保健服务提供及利用情况

当地儿童保健服务的实际开展情况,特别是基本公共卫生服务项目实施以来，已开展的项目及覆盖情况、尚未开展的项目及原因；住院分娩、孕产妇系统管理、3 岁以下儿童系统管理等妇幼保健服务利用情况；当地正在实施的儿童健康干预项目及效果。

（五）健康教育需求及健康传播开展情况

当地已经开展的儿童健康相关传播活动及效果，存在的问题及原因；现有的健康传播资源，包括从事或参与健康教育的机构与人员、媒介资源、开发或使用的健康传播材料等；健康教育需求，包括受众特征、当地喜闻乐见的传播方式、需宣传普及的健康知识等。

四、调查方法

（一）定量调查

1. 妇幼卫生基本状况问卷调查 通过查阅常规统计资料，获得经济社会发展、儿童健康等基本情况，重点了解妇幼卫生人员数量、结构、技术水平、培训或进修等信息，以及妇幼保健服务提供与利用情况。

2. 需方问卷调查 通过多阶段随机抽样调查方法，对 7 岁以下儿童及孕妇进行问卷调查，了解 7 岁以下儿童营养与健康状况、家长或看护人喂养行为和健康知识知晓情况、孕妇健康知识知晓情况及健康教育需求。其中，部分儿童营养与健康状况问题将通过专业技术人员对儿童进行体格检查和实验室检查获得信息。

（二）定性调查

采用个人深入访谈和焦点组访谈的方法收集定性资料。

1. 行政机构主管领导 对 a 州政府、卫生局主管领导 2—3 人进行深入访谈，了解 A 省儿童健康基本情况、a 州在全省妇幼卫生工作中所处位置、a 州妇幼卫生基本情况及今后的发展思路、妇幼卫生政策措施制定与执行情况等。

2. 妇幼卫生服务机构主管领导 对各级妇幼保健机构主管领导 2—3 人、综合医疗机构主管领导 1—2 人、基层医疗卫生机构主管领导 2—3 人进行深入访谈，了解儿童健康状况及面临的主要问题、妇幼卫生人员能力建设需求、基本公共卫生服务项目中儿童保健服务开展情况、当地健康传播资源与健康教育需求等。

3. 妇幼卫生服务机构医务人员 分别邀请不同医疗机构、直接提供妇幼卫生服务的医务人员 10—12 人进行焦点组访谈。其中，各级妇幼保健机构 3—4 人、综合医疗机构 1—2 人、基层医疗卫生服务机构 3—4 人。访谈将集中在县级召开，重点了解妇幼保健服务提供及利用情况、供方人员能力建设情况及需求、需方健康教育开展情况及需求等。

4. 孕妇及儿童家长或看护人 邀请部分调查地区儿童家长或看护人代表 8—10 人，集中在某一乡镇或行政村开展焦点组访谈，重点了解需方妇幼保健服务利用情况及影响因素、健康教育需求等。访谈前对每位参与者进行日常作息、活动地图的调查。

五、调查工具（详见附件）

（一）调查问卷

附表1　A省妇幼卫生基本状况调查问卷
附表2　州（市）妇幼卫生基本状况调查问卷
附表3　县妇幼卫生基本状况调查问卷
附表4　乡镇妇幼卫生基本状况调查问卷
附表5　7岁以下儿童调查问卷
附表6　孕妇调查问卷

（二）访谈提纲

访谈1　政府部门主管领导访谈提纲
访谈2　卫生行政部门主管领导访谈提纲
访谈3　妇幼保健机构主管领导访谈提纲
访谈4　综合医疗机构主管领导访谈提纲
访谈5　基层医疗卫生机构主管领导访谈提纲
访谈6　妇幼卫生服务机构医务人员焦点组访谈提纲
访谈7　儿童家长或看护人焦点组访谈提纲

六、质量控制

（一）调查设计阶段

1. 了解调查现场的基本情况，与相关机构进行协商，确保调查顺利开展。
2. 查阅相关文献和研究，设计调查问卷，尽量使用通俗易懂的文字和提问方式。

（二）实施阶段

1. 培训调查员，使其充分熟悉调查内容，能熟练使用相关体格检查及快速检测技术，能准确解释被调查者关于问卷的疑问。
2. 通过各种调查技巧，减少问卷的缺漏项，提高问卷的完成度。

（三）资料整理分析阶段

1. 对已获得的问卷、数据进行检查、整理，及时发现错误并更正。
2. 随机抽样复查，重复录入，对分析阶段发现的异常值进行复核，以减少信息偏倚。

附件

附表 1　A 省妇幼卫生基本状况调查问卷

填表人：_____　　联系方式：_____　　填表日期：2012 年____月____日

指标名称	2011 年
一、一般状况	
1. 总面积（平方公里）	
2. 州（市）数（个）	
3. 总人口数（人）	
农村人口数（人）	
贫困人口数（人）	
15—49 岁育龄妇女数（人）	
7 岁以下儿童人口数（人）	
少数民族人口数（人）	
二、社会经济状况	
4. 地区生产总值（万元）	
5. 财政总收入（万元）	
6. 财政总支出（万元）	
7. 城镇居民人均可支配收入（元）	
8. 农村居民人均纯收入（元）	
三、医疗卫生机构状况（个）	
9. 医疗卫生机构数（个）	
政府办医疗卫生机构数（个）	
综合医院（个）	
妇幼保健机构（个）	
州（市）级妇幼保健机构（个）	
县级妇幼保健机构（个）	
社区卫生服务中心（个）	
社区卫生服务站（个）	
乡镇卫生院（个）	
村卫生室（个）	
10. 设置儿科的医疗卫生机构数（个）	
11. 设置独立儿童保健科的州（市）、县级妇幼保健机构数（个）	

指标名称	2011 年
12. 设置独立健康教育科的州、县级妇幼保健机构数（个）	
13. 能够提供基本产科服务的乡镇卫生院数（个）	
14. 有专职或兼职妇幼保健人员的乡镇卫生院数（个）	
15. 有专职或兼职妇幼保健人员的社区卫生服务中心数（个）	
16. 有专职或兼职妇幼保健人员的村卫生室数（个）	
四、妇幼卫生人员状况	
17. 卫生专业技术人员数（人）	
18. 妇幼保健机构人员总数（人）	
卫生技术人员（人）	
副高级及以上职称人员（人）	
中级职称人员（人）	
大学本科及以上学历人员（人）	
19. 综合医疗机构妇幼卫生人员数（人）	
妇产科（人）	
儿科（人）	
其他专职或兼职妇幼保健人员（人）	
20. 乡镇卫生院、社区卫生服务中心（站）专职或兼职妇幼保健人员（人）	
21. 乡镇卫生院、社区卫生服务中心（站）专职或兼职健康教育人员（人）	
22. 妇幼卫生人员"三基"考核合格率（%）	
五、妇幼保健服务提供与利用状况	
23. 年内活产数（人）	
24. 住院分娩率（%）	
25. 高危产妇住院分娩率（%）	
26. 产前检查率（%）	
27. 产后访视率（%）	
28. 孕产妇系统管理率（%）	
29. 3 岁以下儿童系统管理率（%）	
30. 是否开展新生儿代谢性疾病筛查和听力筛查工作：①是；②否	
31. 是否建立危急儿童转诊系统：①是；②否	
32. 低出生体重发生率（%）	
33. 5 岁以下儿童中、重度营养不良患病率（%）	
34. 婴儿死亡率（‰）	

续表

指标名称	2011 年
35. 5 岁以下儿童死亡率（‰）	
36. 孕产妇死亡率（1/10 万）	

填表说明：

1. "政府办"包括卫生行政部门及其他行政部门办的卫生机构。

2. 卫生技术人员包括执业医师、执业助理医师、注册护士、药师（士）、影像技师（士）、卫生监督员和见习医（药、护、技）师（士）。不包括从事管理工作的卫生技术人员（如院长、副院长及党委书记等）。

3. 妇幼卫生人员是指提供妇幼卫生服务的专业技术人员，包括妇女保健、儿童保健、妇产科、儿科医护人员，以及其他兼职妇幼保健人员。

4. "三基"指基础理论、基本知识、基本技能。

附表 2　州（市）妇幼卫生基本状况调查问卷

填报单位：_____　州（市）卫生局

填表人：_____　联系方式：_____　填表日期：2012 年____月____日

指标名称	2011 年
一、一般状况	
1. 总面积（平方公里）	
2. 地理地貌：①山区；②丘陵；③平原；④湖区	
3. 街道数（个）	
4. 乡（镇）数（个）	
5. 行政村 / 居委会数（个）	
通公路的村数（个）	
通电话的村数（个）	
有自来水的村数（个）	
6. 自然村数（个）	
7. 总人口数（人）	
农村人口数（人）	
贫困人口数（人）	
15—49 岁育龄妇女数（人）	
7 岁以下儿童人口数（人）	
少数民族人口数（人）	
二、社会经济状况	
8. 地区生产总值（万元）	
9. 财政总收入（万元）	
10. 财政总支出（万元）	

指标名称	2011 年
11. 城镇居民人均可支配收入（元）	
12. 农村居民人均纯收入（元）	
三、医疗卫生机构状况（个）	
13. 医疗卫生机构数（个）	
政府办医疗卫生机构数（个）	
综合医院（个）	
妇幼保健机构（个）	
州（市）级妇幼保健机构（个）	
县级妇幼保健机构（个）	
社区卫生服务中心（个）	
社区卫生服务站（个）	
乡镇卫生院（个）	
达标的乡镇卫生院数（个）	
中心卫生院（个）	
一般卫生院（个）	
村卫生室（个）	
达标的村卫生室数（个）	
14. 设置儿科的医疗卫生机构数（个）	
15. 设置独立儿童保健科的州（市）、县级妇幼保健机构数（个）	
16. 设置独立健康教育科的州（市）、县级妇幼保健机构数（个）	
17. 能够提供基本产科服务的乡镇卫生院数（个）	
18. 有专职或兼职妇幼保健人员的乡镇卫生院数（个）	
19. 有专职或兼职健康教育人员的乡镇卫生院数（个）	
20. 有专职或兼职妇幼保健人员的社区卫生服务中心数（个）	
21. 有专职或兼职妇幼保健人员的村卫生室数（个）	
四、妇幼卫生人员状况	
22. 卫生专业技术人员数（人）	
23. 妇幼保健机构人员总数（人）	
卫生技术人员（人）	
副高级及以上职称人员（人）	
中级职称人员（人）	

续表

指标名称	2011 年
大学本科及以上学历人员（人）	
24. 综合医疗机构妇幼卫生人员数（人）	
妇产科（人）	
儿科（人）	
其他专职或兼职妇幼保健人员（人）	
25. 乡镇卫生院、社区卫生服务中心（站）专职或兼职妇幼保健人员（人）	
乡村医生（人）	
26. 妇幼卫生人员接受县级及以上专业培训（累计时间每年不少于 7 天）的比例（%）	
27. 妇幼卫生人员到上级单位进修学习的比例（%）	
28. 妇幼卫生人员"三基"考核合格率（%）	
29. 妇幼卫生人员接受健康教育培训的比例（%）	
五、妇幼保健服务提供与利用状况	
30. 年内活产数（人）	
31. 住院分娩率（%）	
32. 高危产妇住院分娩率（%）	
33. 产前检查率（%）	
34. 产后访视率（%）	
35. 孕产妇系统管理率（%）	
36. 3 岁以下儿童系统管理率（%）	
37. 是否开展新生儿代谢性疾病筛查和听力筛查工作：①是；②否	
38. 是否建立危急儿童转诊系统：①是；②否	
39. 低出生体重发生率（%）	
40. 5 岁以下儿童中、重度营养不良患病率（%）	
41. 婴儿死亡率（‰）	
42. 5 岁以下儿童死亡率（‰）	
43. 孕产妇死亡率（1/10 万）	

填表说明：

1. "政府办"包括卫生行政部门及其他行政部门办的卫生机构。

2. 卫生技术人员包括执业医师、执业助理医师、注册护士、药师（士）、影像技师（士）、卫生监督员和见习医（药、护、技）师（士）。不包括从事管理工作的卫生技术人员（如院长、副院长及党委书记等）。

3. 妇幼卫生人员是指提供妇幼卫生服务的专业技术人员，包括妇女保健、儿童保健、妇产科、儿科医护人员，以及其他兼职妇幼保健人员。

4. "三基"指基础理论、基本知识、基本技能。

附表 3　县妇幼卫生基本状况调查问卷

填报单位：_____　县卫生局

填表人：_____　联系方式：_____　填表日期：2012 年___月___日

指标名称	2011 年
一、一般状况	
1. 总面积（平方公里）	
2. 地理地貌：①山区；②丘陵；③平原；④湖区	
3. 街道数（个）	
4. 乡（镇）数（个）	
5. 行政村 / 居委会数（个）	
通公路的村数（个）	
通电话的村数（个）	
有自来水的村数（个）	
6. 自然村数（个）	
7. 总人口数（人）	
农村人口数（人）	
贫困人口数（人）	
15—49 岁育龄妇女数（人）	
7 岁以下儿童人口数（人）	
少数民族人口数（人）	
二、社会经济状况	
8. 地区生产总值（万元）	
9. 财政总收入（万元）	
10. 财政总支出（万元）	
11. 城镇居民人均可支配收入（元）	
12. 农村居民人均纯收入（元）	
三、医疗卫生机构状况（个）	
13. 医疗卫生机构数（个）	
政府办医疗卫生机构数（个）	
综合医院（个）	
妇幼保健机构（个）	
社区卫生服务中心（个）	
社区卫生服务站（个）	

续表

指标名称	2011 年
乡镇卫生院（个）	
达标的乡镇卫生院数（个）	
中心卫生院（个）	
一般卫生院（个）	
村卫生室（个）	
达标的村卫生室数（个）	
14. 设置儿科的医疗卫生机构数（个）	
15. 设置独立儿童保健科的妇幼保健机构数（个）	
16. 设置独立健康教育科的妇幼保健机构数（个）	
17. 能够提供基本产科服务的乡镇卫生院数（个）	
18. 有专职或兼职妇幼保健人员的乡镇卫生院数（个）	
19. 有专职或兼职健康教育人员的乡镇卫生院数（个）	
20. 有专职或兼职妇幼保健人员的社区卫生服务中心数（个）	
21. 有专职或兼职妇幼保健人员的村卫生室数（个）	
四、妇幼卫生人员状况	
22. 卫生专业技术人员数（人）	
23. 妇幼保健机构人员总数（人）	
卫生技术人员（人）	
副高级及以上职称人员（人）	
中级职称人员（人）	
大学本科及以上学历人员（人）	
24. 综合医疗机构妇幼卫生人员数（人）	
妇产科（人）	
儿科（人）	
其他专职或兼职妇幼保健人员（人）	
25. 乡镇卫生院、社区卫生服务中心（站）专职或兼职妇幼保健人员（人）	
乡村医生（人）	
26. 妇幼卫生人员接受县级及以上专业培训（累计时间每年不少于 7 天）的比例（%）	
27. 妇幼卫生人员到上级单位进修学习的比例（%）	
28. 妇幼卫生人员"三基"考核合格率（%）	

续表

指标名称	2011 年
29. 妇幼卫生人员接受健康教育培训的比例（%）	
五、妇幼保健服务提供与利用状况	
30. 年内活产数（人）	
31. 住院分娩率（%）	
32. 高危产妇住院分娩率（%）	
33. 产前检查率（%）	
34. 产后访视率（%）	
35. 孕产妇系统管理率（%）	
36. 3 岁以下儿童系统管理率（%）	
37. 是否开展新生儿代谢性疾病筛查和听力筛查工作：①是；②否	
38. 是否建立危急儿童转诊系统：①是；②否	
39. 低出生体重发生率（%）	
40. 5 岁以下儿童中、重度营养不良患病率（%）	
41. 婴儿死亡率（‰）	
42. 5 岁以下儿童死亡率（‰）	
43. 孕产妇死亡率（1/10 万）	

填表说明：

1. "政府办"包括卫生行政部门及其他行政部门办的卫生机构。

2. 卫生技术人员包括执业医师、执业助理医师、注册护士、药师（士）、影像技师（士）、卫生监督员和见习医（药、护、技）师（士）。不包括从事管理工作的卫生技术人员（如院长、副院长及党委书记等）。

3. 妇幼卫生人员是指提供妇幼卫生服务的专业技术人员，包括妇女保健、儿童保健、妇产科、儿科医护人员，以及其他兼职妇幼保健人员。

4. "三基"指基础理论、基本知识、基本技能。

附表 4　乡镇妇幼卫生基本状况调查问卷

填报单位：＿＿＿＿＿＿＿　乡镇卫生院

填表人：＿＿＿＿＿　联系方式：＿＿＿＿＿　填表日期：2012 年＿＿月＿＿日

指标名称	2011 年
一、一般状况	
1. 总面积（平方公里）	
2. 地理地貌：①山区；②丘陵；③平原；④湖区	
3. 行政村 / 居委会数（个）	
通公路的村数（个）	

续表

指标名称	2011 年
通电话的村数（个）	
有自来水的村数（个）	
4. 自然村数（个）	
5. 总人口数（人）	
农村人口数（人）	
贫困人口数（人）	
15—49 岁育龄妇女数（人）	
7 岁以下儿童人口数（人）	
少数民族人口数（人）	
二、社会经济状况	
6. 地区生产总值（万元）	
7. 财政总收入（万元）	
8. 财政总支出（万元）	
9. 城镇居民人均可支配收入（元）	
10. 农村居民人均纯收入（元）	
三、医疗卫生机构状况（个）	
11. 医疗卫生机构数（个）	
政府办医疗卫生机构数（个）	
乡镇卫生院（个）	
达标的乡镇卫生院数（个）	
中心卫生院（个）	
一般卫生院（个）	
村卫生室（个）	
达标的村卫生室数（个）	
12. 设置儿科的医疗卫生机构数（个）	
13. 能够提供基本产科服务的乡镇卫生院数（个）	
14. 有专职或兼职妇幼保健人员的乡镇卫生院数（个）	
15. 有专职或兼职健康教育人员的乡镇卫生院数（个）	
16. 有专职或兼职妇幼保健人员的村卫生室数（个）	

续表

指标名称	2011 年
四、妇幼卫生人员状况	
17. 卫生专业技术人员数（人）	
18. 乡镇卫生院、社区卫生服务中心（站）专职或兼职妇幼保健人员（人）	
乡村医生（人）	
19. 妇幼卫生人员接受县级及以上专业培训（累计时间每年不少于 7 天）的比例（%）	
20. 妇幼卫生人员到上级单位进修学习的比例（%）	
21. 妇幼卫生人员"三基"考核合格率（%）	
22. 妇幼卫生人员接受健康教育培训的比例（%）	
五、妇幼保健服务提供与利用状况	
23. 年内活产数（人）	
24. 住院分娩率（%）	
25. 高危产妇住院分娩率（%）	
26. 产前检查率（%）	
27. 产后访视率（%）	
28. 孕产妇系统管理率（%）	
29. 3 岁以下儿童系统管理率（%）	
30. 是否开展新生儿代谢性疾病筛查和听力筛查工作：①是；②否	
31. 是否建立危急儿童转诊系统：①是；②否	
32. 低出生体重发生率（%）	
33. 5 岁以下儿童中、重度营养不良患病率（%）	
34. 年内孕产妇死亡人数（人）	
35. 年内婴儿死亡人数（人）	
36. 年内 5 岁以下儿童死亡人数（人）	

填表说明：

1. "政府办"包括卫生行政部门及其他行政部门办的卫生机构。

2. 卫生技术人员包括执业医师、执业助理医师、注册护士、药师（士）、影像技师（士）、卫生监督员和见习医（药、护、技）师（士）。不包括从事管理工作的卫生技术人员（如院长、副院长及党委书记等）。

3. 妇幼卫生人员是指提供妇幼卫生服务的专业技术人员，包括妇女保健、儿童保健、妇产科、儿科医护人员，以及其他兼职妇幼保健人员。

4. "三基"指基础理论、基本知识、基本技能。

附表 5　7 岁以下儿童调查问卷

您好！我是中国医学科学院医学信息研究所的工作人员，想了解一下您家孩子的健康、喂养与就医情况，以及您对儿童健康知识的了解情况和需求。您及孩子在调查表中的资料信息，包括体检结果仅用于本研究，我们将严格按保密制度进行管理，确保您的信息不被泄露。您同意吗？_____

_____县_____乡（镇）_____村

调查者：_____　　　调查时间：____年____月____日

问卷编码：□□□□□□

问题及选项	回答

一、儿童及其家庭一般情况（由看护人回答）

1. 孩子出生年月：____年____月

2. 孩子的性别：①男；②女

3. 孩子的民族？

4. 您家的常住人口是多少？（人）

5. 孩子父母是否均长期外出务工（离家＞半年）？
①是；②否（跳至第 7 题）

6. 如果是，那么孩子的生活是由谁照料的？
①（外）祖父母；②亲戚；③哥哥 / 姐姐；④邻居 / 朋友；⑤其他

7. 您是孩子的？
①父母；②（外）祖父母；③哥哥 / 姐姐；④亲戚；⑤邻居 / 朋友；⑥其他_____

8. 您的文化程度：
①小学及以下；②初中；③高中 / 中专 / 技校；④大专；⑤本科及以上

9. 您的职业：
①国家机关、党群组织、企事业单位负责人；②专业技术人员；③办事人员；④商业、服务业人员；
⑤农林牧渔水利业生产人员；⑥生产、运输设备操作人员；⑦军人；⑧其他_____

10. 2011 年您家的现金收入是多少？（元）

11. 2011 年您家的收入主要用于（可多选）：
①食品；②衣着；③居住；④家庭设备用品及服务；⑤医疗保健；⑥交通和通信；⑦教育文化娱乐
服务；⑧其他

12. 离您家最近的县级医院有多远？
① 不足 1 公里；②1 公里及以上；③2 公里及以上；④3 公里及以上；⑤4 公里及以上；⑥5 公
里及以上

13. 需要多长时间？（以最容易获得的最快方式）
①＜ 30 分钟；②30 分钟及以上；③1 小时及以上；④2 小时及以上；⑤3 小时及以上

14. 离您家最近的乡镇卫生院有多远？
①不足 1 公里；②1 公里及以上；③2 公里及以上；④3 公里及以上；⑤4 公里及以上；⑥5 公里
及以上

15. 需要多长时间？（以最容易获得的最快方式）
①＜ 30 分钟；②30 分钟及以上；③1 小时及以上；④2 小时及以上；⑤3 小时及以上

续表

问题及选项	回答

16. 离您家最近的村卫生室有多远?

①不足 1 公里;②1 公里及以上;③2 公里及以上;④3 公里及以上;⑤4 公里及以上;⑥5 公里及以上

17. 需要多长时间? (以最容易获得的最快方式)

①< 30 分钟;②30 分钟及以上;③1 小时及以上;④2 小时及以上;⑤3 小时及以上

二、家长喂养行为和健康知识知晓情况(由看护人回答)

18. 孩子在出生 6 个月内是如何喂养的?

①母乳喂养;②混合喂养;③人工喂养

如果孩子小于 4 个月,直接跳至第 26 题

19. 孩子吃了多长时间的母乳?

①< 6 个月;②6—12 个月;③12—24 个月;④> 24 个月

20. 孩子在多大时开始添加其他食物?

①6 个月以内;②6—9 个月;③9—12 个月;④1 岁以后

21. 近 1 个月内,孩子进食奶类食物的频率?

①没有;②1—2 次 / 月;③3—4 次 / 月;④1—2 次 / 周;⑤3—4 次 / 周;⑥5—6 次 / 周;⑦1—2 次 / 天;⑧> 2 次 / 天

22. 近 1 个月内,孩子进食豆及其制品的频率?

①没有;②1—2 次 / 月;③3—4 次 / 月;④1—2 次 / 周;⑤3—4 次 / 周;⑥5—6 次 / 周;⑦1—2 次 / 天;⑧> 2 次 / 天

23. 近 1 个月内,孩子进食蔬菜水果的频率?

①没有;②1—2 次 / 月;③3—4 次 / 月;④1—2 次 / 周;⑤3—4 次 / 周;⑥5—6 次 / 周;⑦1—2 次 / 天;⑧> 2 次 / 天

24. 近 1 个月内,孩子进食蛋类的频率?

①没有;②1—2 次 / 月;③3—4 次 / 月;④1—2 次 / 周;⑤3—4 次 / 周;⑥5—6 次 / 周;⑦1—2 次 / 天;⑧> 2 次 / 天

25. 近 1 个月内,孩子进食肉类或水产品的频率?

①没有;②1—2 次 / 月;③3—4 次 / 月;④1—2 次 / 周;⑤3—4 次 / 周;⑥5—6 次 / 周;⑦1—2 次 / 天;⑧> 2 次 / 天

26. 孩子是否添加过营养素补充剂,如钙剂、铁剂、维生素 D 等?

①是;②否

27. 您知道服用维生素 D 能预防佝偻病吗?

①知道;②不知道

28. 您知道新生儿(出生后到未满 28 天的孩子)出现哪些情况应该马上去医院? (可多选)

①抽筋或抽风;②昏迷不醒;③不能喝水或吃母乳;④哭声低微;⑤精神不好;⑥呕吐;⑦发热;⑧呼吸急促;⑨其他_____

29. 您认为孩子的饮食或营养不好会引起疾病吗?

①会;②不会(跳至第 31 题)

续表

问题及选项	回答

30. 如果孩子患有营养不良可能会出现哪些症状？（可多选）
①长得慢；②食欲不好；③肌肉松弛；④精神不好；⑤睡觉不好；⑥看不清东西；⑦全身水肿；⑧经常感冒、拉肚子；⑨其他_____

三、健康教育需求情况（由看护人回答）

31. 您是否接受过与儿童健康相关的指导？
①是；②否

32. 您是通过什么方式/渠道了解儿童健康知识的？（可多选）
①医务人员面对面咨询；②海报/板报/宣传手册；③专题讲座；④观看录像或电视；⑤医院举办的家长学校；⑥亲属、朋友及邻居经验交流；⑦生动活泼的曲艺作品；⑧医务人员现场模拟演示；⑨其他_____

33. 您想了解儿童健康方面的知识吗，如儿童护理、喂养、疾病预防和治疗等？
①想；②不想（跳至第36题）

34. 您最希望了解哪些知识？
①孕期营养；②孕期疾病防治；③婴幼儿家庭护理；④儿童定期体检；⑤儿童营养与膳食指导；⑥儿童常见病防治；⑦儿童早期教育和智力开发；⑧其他_____

35. 您希望通过哪些方式/渠道了解儿童健康知识？（可多选）
①医务人员面对面咨询；②海报/板报/宣传手册；③专题讲座；④观看录像或电视；⑤医院举办的家长学校；⑥亲属、朋友及邻居经验交流；⑦生动活泼的曲艺作品；⑧医务人员现场模拟演示；⑨其他_____

四、儿童营养与健康现况（由医务人员检查、填写）

36. 身高（长）_____（cm）

37. 是否患有生长迟缓？①是；②否

38. 体重_____（kg）

39. 是否为低体重？①是；②否

40. 血红蛋白含量_____（g/dl）

41. 是否患有贫血？①是；②否

42. 是否患有佝偻病？①是；②否

填表说明：

1. 常住人口是指全年经常在家或在家居住 6 个月以上，而且经济和生活与本户连成一体的人口。外出从业人员在外居住时间虽然在 6 个月以上，但收入主要带回家中，经济与本户连为一体，仍视为家庭常住人口。现役军人、常年在外（不包括探亲、看病等）且已有稳定的职业与居住场所的外出从业人员，不算家庭常住人口。

2. 身高（长）的测量：3 周岁以下儿童测量卧位的身长，将被试婴幼儿除去帽子、鞋袜和厚重外套，仰卧放于卧式身长计的量槽中，婴幼儿头顶与身长计顶板相抵，将被试儿童的双腿拉直，双膝、双足并拢，滑动身长计足板，与被试儿童足部相抵，读出儿童身长；3 周岁以上儿童取立正姿势测量身高，儿童两眼直视前方，胸部稍微挺起，腹部微后收，两臂自然下垂，手指并拢，足跟靠拢，足尖分开约 60°，足跟、臀部和两肩胛间几个点同时靠着立柱，头部保持正直位置，使顶板与颅顶点接触，读立柱上数字。

3. 生长迟缓诊断标准：儿童身高（长）小于同龄、同性别正常参照儿童身高（长）的中位数减 2 个标准差。正常儿童身高（长）中位数减 2 个标准差见下表：

年龄	月龄	中位数 -2SD	
		男（cm）	女（cm）
出生	0	46.9	46.4
	1	50.7	49.8
	2	54.3	53.2
	3	57.5	56.3
	4	60.1	58.8
	5	62.1	60.8
	6	63.7	62.3
	7	65.0	63.6
	8	66.3	64.8
	9	67.6	66.1
	10	68.9	67.3
	11	70.1	68.6
1 岁	12	71.2	69.7
	15	74.0	72.9
	18	76.6	75.6
	21	79.1	78.1
2 岁	24	81.6	80.5
	27	83.9	82.7
	30	85.9	84.8
	33	88.0	86.9
3 岁	36	90.0	88.9
	39	91.2	90.1
	42	93.0	91.9
	45	94.6	93.7
4 岁	48	96.3	95.4
	51	97.9	97.0
	54	99.5	98.7
	57	101.1	100.3
5 岁	60	102.8	101.8
	63	104.4	103.4
	66	105.9	104.9
	69	107.3	106.3

续表

年龄	月龄	中位数 -2SD	
		男（cm）	女（cm）
6 岁	72	108.6	107.6
	75	109.8	108.8
	78	111.1	110.1
	81	112.6	111.4

　　4. 体重的测量：采用电子体重计。将体重计置于稳定的水平地面，安放平稳，要求被试者除去鞋袜和厚重外套，只着轻薄衣物，双足略分开，立于体重计上，平静呼吸，不与其他物体相接触，读出被试者的体重。

　　5. 低体重诊断标准：儿童体重小于同龄、同性别正常参照儿童体重的中位数减 2 个标准差。正常儿童体重中位数减 2 个标准差见下表：

年龄	月龄	体重 -2SD	
		男（kg）	女（kg）
出生	0	2.58	2.54
	1	3.52	3.33
	2	4.47	4.15
	3	5.29	4.90
	4	5.91	5.48
	5	6.36	5.92
	6	6.70	6.26
	7	6.99	6.55
	8	7.23	6.79
	9	7.46	7.03
	10	7.67	7.23
	11	7.87	7.43
1 岁	12	8.06	7.61
	15	8.57	8.12
	18	9.07	8.63
	21	9.59	9.15
2 岁	24	10.09	9.64
	27	10.54	10.09
	30	10.97	10.52
	33	11.39	10.94
3 岁	36	11.79	11.36
	39	12.19	11.77

续表

年龄	月龄	体重 -2SD	
		男（kg）	女（kg）
	42	12.57	12.16
	45	12.96	12.55
4 岁	48	13.35	12.93
	51	13.76	13.32
	54	14.18	13.71
	57	14.61	14.08
5 岁	60	15.06	14.44
	63	15.48	14.80
	66	15.87	15.18
	69	16.24	15.54
6 岁	72	16.56	15.87
	75	16.90	16.21
	78	17.27	16.55
	81	17.73	16.92

6. 血红蛋白含量检测：应用 HemoCue 血红蛋白便携式分析仪，采集儿童指尖末梢血测量。酒精棉球消毒被试者左手中指外侧，用一次性刺血针刺破，检测人用左手食指和拇指挤压被试者的整个左手中指，挤出的前 2 滴血用干棉球擦去，挤出 1 大滴血（20μl 以上），以 HemoCue 采血片的尖端吸满整张采血片，用干棉球擦去多余血液，放入仪器读数，读数即为 ××.× g/dl 血红蛋白。

7. 贫血诊断标准：出生后 10 天内新生儿血红蛋白＜ 14.5g/dl，6 个月至不满 7 岁血红蛋白＜ 11g/dl，为贫血。以海平面记，海拔每增高 1000 米，血红蛋白升高约 4%。

8. 佝偻病诊断标准：依据患儿维生素 D 摄入不足的病史及临床表现。临床表现包括夜惊、夜啼、烦躁、易激惹、多汗、枕秃和各种骨骼的改变（如方颅、软骨串珠状、肋软沟、肋下缘外翻、鸡胸、漏斗胸、"手镯"、"脚镯"、O 形腿或 X 形腿等）。

附表 6　孕妇调查问卷

您好！我是中国医学科学院医学信息研究所的工作人员，想了解一下您对孕产期保健知识的了解情况与需求。您在调查表中的资料信息仅用于本研究，我们将严格按保密制度进行管理，确保您的信息不被泄露。您同意吗？_____

_____县_____乡（镇）_____村

调查者：_____　　调查时间：____年____月____日

问卷编码：□□□□□□

问题及选项	回答
一、孕妇及其家庭一般情况	
1. 您的年龄？（岁）	
2. 您的民族？	

续表

问题及选项	回答

3. 您家的常住人口是多少？（人）

4. 您的文化程度：
①小学及以下；②初中；③高中／中专／技校；④大专；⑤本科及以上

5. 您的职业：
①国家机关、事业单位公职人员；②企业人员；③办事人员；④商业、服务业人员；⑤农林牧渔水利业生产人员；⑥生产、运输设备操作人员；⑦军人；⑧其他＿＿＿＿＿

6. 2011 年您家的年收入？（元）

7. 2011 年您家的收入主要用于（可多选）：①食品；②衣着；③住房水电；④家庭设备用品及服务；⑤医疗保健；⑥交通和通信；⑦教育文化娱乐服务；⑧其他＿＿＿＿＿

8. 离您家最近的县级医院有多远？
①不足 1 公里；②1 公里及以上；③2 公里及以上；④3 公里及以上；⑤4 公里及以上；⑥5 公里及以上

9. 需要多长时间？（以最容易获得的最快方式）
①＜ 30 分钟；②30 分钟及以上；③1 小时及以上；④2 小时及以上；⑤3 小时及以上

10. 离您家最近的乡镇卫生院有多远？
①不足 1 公里；②1 公里及以上；③2 公里及以上；④3 公里及以上；⑤4 公里及以上；⑥5 公里及以上

11. 需要多长时间？（以最容易获得的最快方式）
①＜ 30 分钟；②30 分钟及以上；③1 小时及以上；④2 小时及以上；⑤3 小时及以上

12. 离您家最近的村卫生室有多远？
①不足 1 公里；②1 公里及以上；③2 公里及以上；④3 公里及以上；⑤4 公里及以上；⑥5 公里及以上

13. 需要多长时间？（以最容易获得的最快方式）
①＜ 30 分钟；②30 分钟及以上；③1 小时及以上；④2 小时及以上；⑤3 小时及以上

14. 您是第几次怀孕？

15. 您现在怀孕多长时间了？（月）

16. 您生育过有几个孩子（含活产、死产、夭折）？

17. 您是否发生过死胎或死产？①是；②否

18. 您是否发生过流产？①是；②否

二、孕妇健康知识知晓及健康教育需求情况

19. 您是否接受过孕期保健指导？①是；②否

20. 您是通过什么方式／渠道了解孕期保健知识的？（可多选）
①医务人员面对面咨询；②海报／板报／宣传手册；③专题讲座；④观看录像或电视；⑤医院举办的孕妇学校；⑥亲属、朋友及邻居经验交流；⑦生动活泼的曲艺作品；⑧医务人员现场模拟演示；⑨其他＿＿＿＿＿

21. 您认为孕前及孕早期有必要补充叶酸吗？①有；②没有；③不知道

续表

问题及选项	回答
22. 您认为孕期有必要补钙吗？①有；②没有；③不知道	
23. 您认为孕期有必要定期去医院检查吗？①有；②没有；③不知道	
24. 您认为孕期服用某些药物会对胎儿有影响吗？①有；②没有；③不知道	
25. 您知道怀孕期间和生孩子前，遇到哪些情况应该马上去医院？（可多选） ①阴道流血；②阴道流水；③胎动减少或明显增加；④腹痛；⑤抽搐；⑥意识不清或昏迷； ⑦面色苍白；⑧四肢冰冷；⑨呼吸困难	
26. 您认为在哪里生孩子更好？①家里；②医院；③无所谓	
27. 您这次怀孕打算在哪里生孩子？①家里；②医院；③无所谓	
28. 您想了解关于怀孕和带孩子的知识吗？①想；②不想	
29. 您最想了解哪些健康知识？（可多选） ①孕期营养；②孕期常见病的防治；③孕妇自我监测胎动的方法；④孕期各种检查知识；⑤孕期用 药知识；⑥分娩知识；⑦孕产妇护理及产褥期卫生；⑧母乳喂养知识；⑨新生儿护理；⑩其他_____	
30. 您希望通过哪些方式/渠道了解健康知识？（可多选） ①医务人员面对面咨询；②海报/板报/宣传手册；③专题讲座；④观看录像或电视；⑤医院举办 的孕妇学校；⑥亲属、朋友及邻居经验交流；⑦生动活泼的曲艺作品；⑧医务人员现场模拟演示； ⑨其他_____	

填表说明：

常住人口是指全年经常在家或在家居住 6 个月以上，而且经济和生活与本户连成一体的人口。外出从业人员在外居住时间虽然在 6 个月以上，但收入主要带回家中，经济与本户连为一体，仍视为家庭常住人口。现役军人、常年在外（不包括探亲、看病等）且已有稳定的职业与居住场所的外出从业人员，不算家庭常住人口。

访谈 1　政府部门主管领导访谈提纲

1. 请您简单介绍一下当地经济、人口、文化、地理环境等方面的基本情况。

2. 当地儿童健康状况如何？在促进儿童健康方面主要开展了哪些工作？取得了哪些成绩？还有什么不足？您认为影响儿童健康状况改善的因素有哪些？有什么建议？

3. 为改善儿童健康，州政府层面制定了哪些政策？是否将妇幼健康指标纳入了当地经济和社会发展整体规划？如果纳入，执行情况如何？是否制定了针对本地特色的"地方政策"？效果如何？国家或 A 省妇幼卫生政策在当地的执行情况如何？存在哪些困难或问题？有什么建议？

4. 州政府层面组织实施了哪些儿童健康干预项目？效果如何？您认为当地儿童健康干预的重点是什么？对于三方协作开展儿童健康干预项目您有什么看法？如何确保项目取得良好效果？

5. 对于今后进一步提高儿童健康水平，州政府层面有何设想？

访谈 2　卫生行政部门主管领导访谈提纲

1. 请您简单介绍一下当地的儿童健康情况。当地目前面临的最需要优先解决的儿童营养与健康问题是什么？

2. 为改善儿童健康，当地开展了哪些工作？实施了哪些儿童健康干预项目？效果如何？存在什么问题？今后的发展思路？

3. 国家现有妇幼卫生政策法规在当地的执行情况如何？在执行中遇到了哪些困难或障碍？针对这些困难或障碍，您有什么建议？是否制定了针对本地特色的"地方政策"？效果如何？

4. 您认为当地儿童保健服务网络是否健全？妇幼卫生人员的数量和能力如何，能否满足当前需要？在妇幼卫生人员能力建设方面，您认为目前最迫切需要解决的问题是什么？有什么建议？

5. 请您介绍一下当地儿童保健服务的开展情况，特别是基本公共卫生服务项目实施以来，已开展的项目及覆盖范围，未开展的项目及原因？

6. 当地开展了哪些儿童健康教育活动？效果如何？存在哪些问题及原因？现有的健康传播资源情况如何，包括从事或参与健康教育的机构与人员、媒介资源、开发或使用的健康传播材料等？

访谈 3　妇幼保健机构主管领导访谈提纲

1. 请您介绍一下贵单位的基本情况。

2. 请您介绍一下贵单位专职和兼职妇幼卫生人员的基本情况（数量、结构）。妇幼卫生人员能否满足妇幼卫生工作需要？参加专业培训或进修的频率大概多少？您认为最需要加强哪些方面的人员培训和进修？

3. 请您介绍一下贵单位主要开展了哪些妇幼卫生工作？在实际工作中遇到了哪些困难或障碍？有什么建议？

4. 需方对儿童保健服务的利用情况如何？有哪些影响因素？您认为在提高儿童保健服务利用方面，目前最迫切需要解决的问题是什么？有什么建议？

5. 针对儿童健康知识传播与普及，贵单位开展了哪些工作？效果如何？有没有专职健康教育人员？如果没有，哪些人员参与健康教育工作？专兼职人员是否接受过相关培训？您认为要开展儿童健康教育工作存在哪些困难或问题？有什么建议？您认为需方最需要哪些儿童健康知识，好的传播方式有哪些？

6. 对于贵单位今后的妇幼卫生工作，您有何设想或建议？

访谈 4　综合医疗机构主管领导访谈提纲

1. 请您介绍一下贵单位的基本情况。

2. 贵单位设置了哪些与妇幼卫生相关的科室？人员配备情况如何（数量、结构）？能否满足妇幼卫生工作需要？参加专业培训或进修的频率大概多少？您认为最需要加强哪些方面的人员培训和进修？

3. 贵单位主要提供哪些妇幼卫生服务？妇幼卫生服务在整个单位服务提供中所占地位如何？需方对妇幼卫生服务的利用情况如何？有哪些影响因素？您认为在提高服务利用方面，目前最迫切需要解决的问题是什么？有什么建议？

4. 针对儿童健康知识传播与普及，贵单位开展了哪些工作？效果如何？有没有专职健康教育人员？如果没有，哪些人员参与健康教育工作？专兼职人员是否接受过相关培训？您认为要开展儿童健康教育工作存在哪些困难或问题？有什么建议？您认为需方最需要哪些儿童健康知识，好的传播方式有哪些？

5. 对于贵单位今后的妇幼卫生工作，您有何设想或建议？

访谈 5　基层医疗卫生机构主管领导访谈提纲

1. 请您介绍一下贵单位的基本情况。

2. 贵单位设置了哪些与妇幼卫生相关的科室？人员配备情况如何（数量、结构）？人员能否满足妇幼卫生工作需要？参加专业培训或进修的频率大概多少？您认为最需要加强哪些方面的人员培训和进修？

3. 在落实基本公共卫生服务项目中，贵单位主要开展了哪些项目？未开展的项目及原因？需方对儿童保健服务的利用情况如何？有哪些影响因素？您认为在提高服务利用方面，目前最迫切需要解决的问题是什么？有什么建议？

4. 针对儿童健康知识传播与普及，贵单位开展了哪些工作？效果如何？有没有专职健康教育人员？如果没有，哪些人员参与健康教育工作？专兼职人员是否接受过相关培训？您认为要开展儿童健康教育工作存在哪些困难或问题？有什么建议？您认为需方最需要哪些儿童健康知识，好的传播方式有哪些？

5. 对于贵单位今后的妇幼卫生工作，您有何设想或建议？

访谈 6　妇幼卫生服务机构医务人员焦点组访谈提纲

1. 当地儿童健康的基本情况？儿童常见疾病有哪些？

2. 贵单位主要提供哪些妇幼卫生服务？平时的服务量如何？在整个单位服务提供中所占地位如何？单位领导重视程度如何？需方（特别是少数民族）对妇幼

卫生服务的利用情况如何？有哪些影响因素？在提供服务时是否会考虑这些因素或者如何减少这些因素的影响？在服务提供过程中遇到了哪些困难或障碍？在提高服务利用方面，目前最迫切需要解决的问题是什么？对于本项目有什么建议？

3. 是否参加过县级及以上的专业培训或进修？培训或进修的主要内容是什么，频率大概多少？已开展的培训和进修存在什么问题？对于今后的培训和进修活动，在参与人员、内容、频率、形式等方面有什么建议？

4. 是否定期或不定期开展儿童健康相关的健康教育（宣教）活动？如果有，请列举内容及形式。这些活动的效果如何？当地家长或看护人（特别是少数民族）对健康教育（宣教）的接受程度如何，影响因素有哪些？您是否接受过健康教育或传播方面的专业培训？在提供儿童健康相关宣教工作中，主要存在哪些困难或障碍？对于本项目即将开展的健康教育活动，您有什么建议，特别是在健康教育内容、形式、组织实施等方面？

访谈 7 　儿童家长或看护人焦点组访谈提纲

（访谈前，让受访者写出个人日常作息和活动地图）

1. 家里日子过得怎么样？您家的小孩多大啦？男孩还是女孩（注：对女童要格外注意，有无性别歧视）？您对孩子的未来有什么期望吗（您希望孩子长大之后……）？

2. 你们平时关注孩子的身体和健康吗？孩子会定期进行体检吗？有没有机构或医生组织孩子定期做体检？你们觉得有必要对孩子定期体检吗？为什么？距离您家最近的医院有多远？您能回忆起最近一次带孩子去医院体检或看病的全过程（从出家门到进家门）吗？这个过程中有没有哪些让您感到不舒服、不愉快的吗？您知道医院提供哪些针对孕妇和儿童的服务吗？如果孩子生病了，什么情况下会带他去医院？你们觉得看病方便吗？对医生的服务满意吗？如果不去医院，原因是什么，最大的障碍或困难是什么？有什么建议？

3. 你们觉得孩子的饮食或营养重要吗？在喂养孩子方面，当地有什么传统风俗和习惯？你们是否遵循这些风俗习惯？如果不是，你们是怎么做的，是否接受过医务人员的指导？

4. 你们想知道促进孩子身体健康或科学育儿的知识吗？有医生向你们提供这方面的指导咨询或宣传材料吗？参加过专门的宣传活动或讲座吗？还有哪些途径可以获得这些知识？具体向你们宣传了哪些知识？你们觉得这些宣传活动有用吗？在语言、内容、形式等方面适合你们吗？平时生活中用到这些知识了吗？如果今后要向你们宣传儿童健康知识，你们有什么建议？最想知道哪些内容？哪些方式或途径更好？

参 考 文 献

陈庆云 . 2006. 公共政策分析 [M]. 北京：北京大学出版社 .

陈吟，孙静，刘远立 . 2018. 中国妇幼医疗机构住院患者总体满意度影响因素多水平线性模型分析 [J]. 中国公共卫生，34（11）：1501-1505.

陈振明 . 1998. 政策科学 [M]. 北京：中国人民大学出版社 .

陈振明 . 2003. 政策科学——公共政策分析导论 [M]. 北京：中国人民大学出版社：260.

陈振明 . 2009. 公共政策分析 [M]. 北京：中国人民大学出版社 .

崔光胜 . 2012. 公共政策利益取向的偏失与矫正 [J]. 党政干部论坛，（5）：40-42.

邓大松，徐芳 . 2012. 当前中国社区健康教育的政策执行过程——基于史密斯模型的分析 [J]. 武汉大学学报（哲学社会科学版），65（4）：5-12.

丁煌 . 1999. 政策执行 [J]. 中国行政管理，（11）：38-39.

丁雪，赵君，陈永超，等 . 2019. 2008—2017 年我国妇幼保健机构卫生人力资源配置公平性研究 [J]. 中国初级卫生保健，33（11）：24-26.

杜凌坤 . 2008. 目标群体与政策执行有效性分析 [J]. 法制与社会，（20）：250-251.

冯显威，顾雪非 . 2011. 健康政策的概念、范围及面临的挑战与选择 [J]. 中国卫生政策研究 .

冯耀庆，李横，黎武 . 2015. 部队油库监控预警系统的可行性研究设计 [J]. 自动化与仪器仪表，（11）：48-51.

傅华 . 2008. 预防医学 [M]. 5 版 . 北京：人民卫生出版社 .

格斯 G M，法纳姆 P G. 2017. 公共政策分析案例 [M]. 2 版 . 北京：中国人民大学出版社 .

谷雪 . 2008. 公共政策执行诸影响因素分析 [J]. 内蒙古社会科学，29（6）：10-13.

国家卫生和计划生育委员会 . 2016. 中国卫生和计划生育统计年鉴 [M]. 北京：中国协和医科大学出版社 .

国家卫生和计划生育委员会 . 2017. 中国卫生和计划生育统计年鉴 [M]. 北京：中国协和医科大学出版社 .

国家卫生健康委员会 . 2018. 中国卫生健康统计年鉴 [M]. 北京：中国协和医科大学出版社 .

国家卫生健康委员会 . 2020. 中国卫生健康统计年鉴 [M]. 北京：中国协和医科大学出版社 .

国家卫生健康委员会 . 关于印发 2013 年贫困地区儿童营养改善项目方案的通知 [EB/OL].（2013-11-29）. http：//www.nhc.gov.cn/fys/s3585/201311/25bcc2db06774177bd30e0bcc516c67e.shtml.

国家卫生健康委员会 . 关于加强儿童青少年近视防控工作的指导意见 [EB/OL].（2016-10-31）. http：//www.nhc.gov.cn/cms-search/xxgk/getManuscriptXxgk.htm?id=a34775e90bbe4c07856a866ae16c6f3a.

郝模 . 2013. 卫生政策学 [M]. 2 版 . 北京：人民卫生出版社 .

何国忠，罗五金，肖嵩 . 2006. 综合卫生公平理论在卫生政策评价中的应用分析 [J]. 医学与社会，19（12）：51-53.

何国忠 . 2006. 中国卫生政策评价研究 [D]. 武汉：华中科技大学 .

胡栋梁 . 2003. 影响公共政策有效执行的因素：分析与对策 [J]. 兰州学刊，（6）：141-142.

黄萃，任弢，张剑 . 2015. 政策文献量化研究：公共政策研究的新方向 [J]. 公共管理学报，（2）：129-137，158-159.

黄顺康 . 2013. 公共政策学 [M]. 北京：北京大学出版社：125.

蒋硕亮 . 2018. 公共政策学 [M]. 上海：复旦大学出版社：105-106.

李菲菲，徐先明 . 2018. 妊娠期高危孕产妇风险管理及分级预警的应用 [J]. 中华产科急救电子杂志，7（2）：68-71.

李鸿斌，顾建明，丁燕，等 . 2011. 改革开放以来我国妇幼卫生政策回顾与分析 [J]. 中国卫生政策研究，4（10）：
　　48-53.

李江，刘源浩，黄萃，等 . 2015. 用文献计量研究重塑政策文本数据分析——政策文献计量的起源、迁移与方法
　　创新 [J]. 公共管理学报，12（02）：138-144，159.

李鲁 . 2017. 社会医学 [M]. 5 版 . 北京：人民卫生出版社：176.

梁冰，冯文 . 2018. 2010—2015 年我国妇幼卫生服务利用公平性分析 [J]. 中国卫生产业，15（15）：164-168.

廖伟年，张津坤，李力 . 2018. 产后出血转诊与救治研究进展 [J]. 中国计划生育和妇产科，10（2）：4-8.

刘斌，王春福 . 2000. 政策科学研究 [M]. 北京：人民出版社 .

刘扬，李宏田，周玉博，等 . 2020. 人群生育力与生育力保护 [J]. 中国生育健康杂志，31（5）：401-403，419.

刘勇，杜一 . 2017. 网络数据可视化与分析利器：Gephi 中文教程 [M]. 北京：电子工业出版社：57.

刘智，胡琳琳，赵鹏宇，等 . 2019. 我国省级妇幼医院妇产科和儿科门诊患者就医满意度及其影响因素研究 [J]. 医
　　学与社会，32（9）：68-72.

陆锋明 . 2003. 公共政策执行及其环境分析 [J]. 行政论坛，（4）：44-45.

陆雄文 . 2013. 管理学大辞典 [M]. 上海：上海辞书出版社 .

罗荣，汪金鹏，金曦 . 2010. 我国现阶段妇幼卫生政策需求分析 [J]. 中国妇幼卫生杂志，1（1）：48-50.

吕学新，杨芳 . 2007. 公共政策执行的影响因素分析 [J]. 理论界，（12）：44-45.

马费成，张勤 . 2006. 国内外知识管理研究热点——基于词频的统计分析 [J]. 情报学报，（2）：163-197.

彭岚 . 2018. 危重孕产妇特征、病因构成及转诊救治情况研究 [J]. 黑龙江医药，31（3）：502-505.

桑春红，吴旭红 . 2018. 公共政策学 [M]. 北京：清华大学出版社 .

宋秋霞，王芳，宋莉，等 . 2016. "全面二孩"政策下儿科医生需求与缺口测算 [J]. 中国卫生政策研究，9（2）：
　　65-70.

王芳，刘晓曦，曹彬，等 . 2014. 云南省怒江州儿童健康综合干预项目设计 [J]. 中国卫生政策研究，7（2）：50-56.

王海银，陈波，夏志远，等 . 2014. "改善中国最弱势妇女和儿童群体的营养、食品安全和食品保障"联合项目
　　效果评估研究 [J]. 中国卫生资源，17（1）：5-7.

王汉松，任益炯，张云婷，等 . 2011. 上海市儿童医疗保险制度比较分析 [J]. 上海交通大学学报（医学版），31（7）：
　　1012-1016.

王瑞祥 . 2003. 政策评估的理论、模型与方法 [J]. 预测，22（3）：6-11.

伍启元 . 1985. 公共政策：上册 [M]. 台北：台湾商务印书馆：4.

谢明 . 2015. 公共政策导论 [M]. 4 版 . 北京：中国人民大学出版社：6.

新华网 . （两会受权发布）关于国务院机构改革方案的说明 [EB/OL]. （2018-03-14）. http：//www.xinhuanet.com/
　　politics/2018lh/2018-03/14/c_1122533011.htm.

熊先军 . 2015. 中国医改的基本脉络 [J]. 中国社会保障，（12）：84.

徐凌忠，夏宇，李程跃，等 . 2019. 京沪文化环境对妇保领域的支撑程度 [J]. 中国农村卫生事业管理，39（3）：
　　164-168.

杨成虎 . 2011. 政策方案可行性研究的逻辑与程序 [J]. 党政干部学刊，（8）：29-31.

杨惠娟，于莹，刘凯波，等 . 2017. 二胎政策放开对北京市早产儿发生率及结局的影响分析 [J]. 中国妇幼保健，32（1）：10-12.

杨婷，王芳，宋莉，等 . 2016. "全面二孩"政策下产科床位需求与缺口测算 [J]. 中国卫生政策研究，9（2）：59-64.

杨婷 . 2016. 新生育政策下产科床位和妇幼卫生人力资源配置研究 [D]. 北京：北京协和医学院 .

英格兰姆 H，史密斯 S R. 2005. 新公共政策——民主制度下的公共政策 [M]. 钟振明，朱涛，译 . 上海：上海交通大学出版社 .

张刚，张许颖 . 2017. 从全面两孩政策实施一周年看计划生育服务管理改革 [J]. 人口与计划生育，（5）：10-12.

张国庆 . 2007. 公共政策分析 [M]. 上海：复旦大学出版社 .

张金马 . 2004. 公共政策分析：概念·过程·方法 [M]. 北京：人民出版社 .

张星曦，赵艳，李程跃，等 . 2020. 基于妇保资源配置的京沪资源优先配置落实情况 [J]. 中国农村卫生事业管理，40（3）：199-203.

赵昱 . 2010. 政策对象对于地方政府政策执行力影响研究 [D]. 湘潭：湘潭大学 .

郑江丽，鲍春玉，冷雯，等 . 2017. "二胎"政策实施前后剖宫产情况变化研究 [J]. 医学信息，30（26）：57-59.

中华人民共和国国家卫生和计划生育卫生委员会 . 关于做好 2017 年新型农村合作医疗工作的通知 [EB/OL].[2017-04-20].http：//www.nhc.gov.cn/jws/s3581sg/201704/aa3084a3dece4eee902d37e379667af7.shtml.

中华人民共和国国务院新闻办公室 .《中国健康事业的发展与人权进步》白皮书 [EB/OL]. [2017-09-29].http：//www.scio.gov.cn/index.htm.

中华人民共和国人力资源和社会保障部 . 人力资源社会保障部财政部关于做好 2017 年城镇居民基本医疗保险工作的通知 [EB/OL]. [2017-04-24]. http：//www.mohrss.gov.cn/SYrlzyhshbzb/shehuibaozhang/zcwj/yiliao/201704/t20170428_270179.html.

周天兰，汤燕妮 . 2019. 二级医院危重孕产妇急救管理模式效果分析 [J]. 中外女性健康研究，（3）：106-107.

Anderson AA. 2004. Theory of change as a tool for strategic planning：A reprot on early experiences[R]. The Aspen Institute：Roundtable on Community Change.

Annie E，2004. Theory of change：A practical tool for action，results and learning[R]. [2019-08-14].https：//drum.lib.umd.edu/handle/1903/24474?show=full.

Baril N，Patterson M，Boe C，et al. 2011. Building a regional health equity movement the grantmaking model of a local health department[J]. Family & Community Health，34（Suppl.1）：S23-S43.

Belle SBV，Marchal B，Dubourg D，et al. 2010. How to develop a theory-driven evaluation design? Lessons learned from an adolescent sexual and reproductive health programme in West Africa[J]. BMC Public Health，10：741.

Davies R. Criteria for assessing the evaluabulity of a theory of change [EB/OL]. （2013-10-02）[2014-01-05]. http：//mandenews.blogspot.com/2012/04/ criteria-for-assessing evaluablity of.html.

Douglas FCG，Gray DA，van Teijlingen ER. 2010. Using a realist approach to evaluate smoking cessation interventions targeting pregnant women and young people[J]. BMC Health Services Research，10：49.

Dye TR. 2001. Top down policymaking[M]. London：Chatham House Publishers.

Eck NJ，Waltman L. 2010. Software survey：VOSviewer，a computer program for bibliometric mapping[J]. Scientometrics，84（2）：523-538.

Guba EG，Lincoln YS. 2008. 第四代评估 [M]. 秦霖，蒋燕玲，译 . 北京：中国人民大学出版社 .

Heléne Clark. 2012. Intervention logic and theories of change：What are they，how to build them，how to use them[C].

European Social Fund，EU Conference.

Hernandez M，Hodges S. 2006. Applying a theory of change approach to interagency planning in child mental health[J]. American Journal of Community Psychology，38：165-173.

Hogwood B，Gunn L. 1984. Policy analysis for the real world[M]. Oxford：Oxford University Press.

International Health Conference. 1946. Constitution of the World Health Organization. [EB/OL]. [2020-10-25]. https：// apps.who.int/iris/handle/10665/268688?show=full.

Julian D A. 2005. Enhancing quality of practice through theory of change-based evaluation：science or practice[J]. American Journal of Community Psychology，35：159-168.

Kail A，Lumley T. 2012. Theory of change，the beginning of making a difference[R]. London：New Philanthropy Capital.

Kubisch A，Brown P，Chaskin R，et al. 1997. Voice from the field：Learning from comprehensive community initiatives[R]. Washington DC：Aspen Institute.

Mackenzie M，Koshy P，Leslie W，et al. 2009. Getting beyond outcomes：A realist approach to help understand the impact of a nutritional intervention during smoking cessation[J]. European Journal of Clinical Nurtrition，63（9），1136-1142.

Marchal B，2010. What can we learn from the current experience with theory driven inquiry? [C]. Antwerp（Belgium）：International expert meeting on Theory-driven inquiry for health systems research - 22-23 November 2010.

Mclaughlin M. 1976. Implementation as mutual adaptation：Change in classroom organizations[M]. New York：Academic Press：167-180.

Meter D S，Horn C E V. 1975. The Policy Implementation Process：A conceptual Framework[J]. Administration and Society，6（4）：445-488.

Oroviogoicoechea C，Watson R. 2009. A quantitative analysis of the impact of a computerised information system on nurses' clinical practice using a realistic evaluation framework[J]. International Journal of Medcial Informatics，78（12）：839-849.

Pawson R，Tilley N. 1997. Realistic evaluation[M]. London：Sage Publications.

Piric A，Reeve N，1997. Evaluation of public investment in R&D—towards a contingency analysis //Policy evaluation in innovation and technology：toward best practices（OECD Proceedings）[R].（1997-06-27）.https：//www.oecd.org/sti/inno/1822593.pdf.

Pommier J，Guével MR，Jourdan D. 2010. Evaluation of health promotion in schools：A realistic evaluation approach using mixed methods[J]. BMC Public Health，10：43-54.

Potvin L，Bilodeau A，Gendron S. 2008. Trois défis pour l'évaluation en promotion de la santé[J]. Promotion & Education，15：17-21.

Ranmuthuglala G，Cunningham FC，Plumb JJ，et al. 2011. A realist evaluation of the role of communities of practice in changing healthcare practice[J]. Implementation Science，6：49-54.

Smith TB. 1973. The Policy Implementation Process[J]. Policy Sciences，4：197-209.

Tucker P，Liao Y，Giles WH，et al. 2006. The REACH 2010 logic model：an illustration of expected performance[J]. Preventing Chronic Disease，3（1）：A21.

UK Department for International Development（DFID）. Review of the use of 'Theory of Change' in international development[R]. [2012-01-01]. https：//www.gov.uk/research-for-development-outputs/review-of-the-use-of-theory-of-change-in-international-development-review-report.

Van Belle S，2010. Applying realist evaluation in the final evaluation of the adolescent sexual and reproductive health project Passage. A critical review[C]. Antwerp（Belgium）：International expert meeting on theory-driven inquiry for health systems research - 22-23 November 2010.

Vedung E. 2000. Public policy and program evaluation[M]. London：Transaction Publishers.

Vogel I，2012. ESPA guide to working with theory of change for research projects[R].（2012-?）. http：//www.espa. ac.uk/files/espa/ESPA-Theory-of-Change-Manual-FINAL.pdf.

Weiss CH. 1995. Nothing as practical as good theory：Exploring theory-based evaluation for comprehensive new approaches to evaluating community initiatives：Concepts，methods，and contexts[R]. Washington DC：Aspen Institute.

World Health Organization. 2007. Everybody business：Strengthening health systems to improve health outcomes：WHO's framework for action[R]. Geneva：WHO.